あの超加工食品があなたを蝕む

「お菓子中毒」を抜け出す方法

医学博士
白澤卓二

祥伝社

「お菓子中毒」を抜け出す方法

——あの超加工食品があなたを蝕む

はじめに——お菓子がやめられないのは、意志のせいじゃない

このたびご縁があって、「お菓子中毒」についての本を上梓《じょうし》することになりました。本書のきっかけになったのは、いまから約6年前、２０１２年に出版された『「砂糖」をやめれば10歳若返る！』（ＫＫベストセラーズ）という書籍です。

当時、アメリカで話題になっていたマイルドドラッグ（精製度が高く、中毒性のある食品）のリスクは、日本ではほとんど知られていませんでした。

しかし、ふだん口にする食品のなかには、薬物ほどではないものの、たしかに依存症をもたらすものがあり、それによる肥満や生活習慣病の急増が、世界的に問題視され始めていたのです。

私は、日本人もそのリスクを無視できないと、書籍で紹介しました。このときは、数あるマイルドドラッグのなかでも、当時もっとも問題となっていた「砂糖」に焦点を絞り、そのリスクについて紹介したこの本はベストセラーとなりました。

あれから数年。それほど時が経ったわけではありませんが、それでも食品がもたらす中毒性については、さらなる新事実が明らかになってきています。

小麦は麻薬と同等の中毒性を指摘され、私のなかでは「健康のためにはできるだけ避けたほうがいい食品」になりました。白砂糖や果糖、人工甘味料も同様です。

これらほど明確ではありませんが、塩や油も中毒をもたらします。また、何より、中毒からの脱却にはストレス対策が必須であることも明らかになっています。

今回、「お菓子」をテーマにしたのは、お菓子のほとんどを占めているのが、マイルドドラッグが複数入っている超加工食品で、中毒性が極めて高いからです。もしあなたが「お菓子を食べるのをやめられない」と悩んでいるのであれば、それは意志が強いか、弱いかの問題ではなく、お菓子の中毒に蝕《むしば》まれているためです。

中毒から脱却するにはコツがあります。本書では、中毒をもたらす犯人（要因）を7つに絞り、それぞれについて、なぜ中毒をもたらすのか、どんなダメージがあるのか、どのように抜け出すのかを紹介しています。

本書がお菓子をやめられない方の一助となることを願っています。

"やめられない、止まらない"あなたもお菓子中毒かも!?

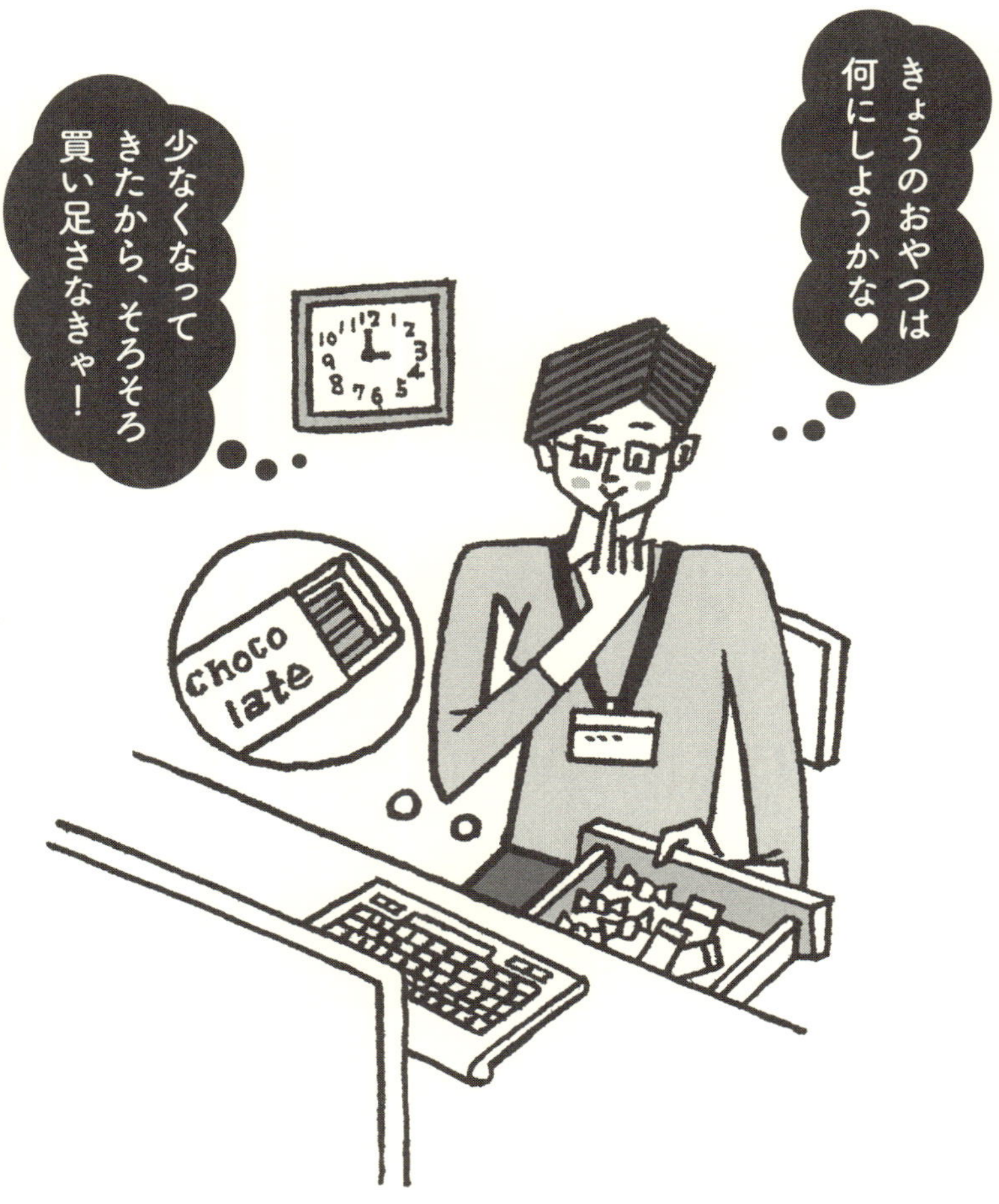
きょうのおやつは何にしようかな♥
少なくなってきたから、そろそろ買い足さなきゃ！
choco late

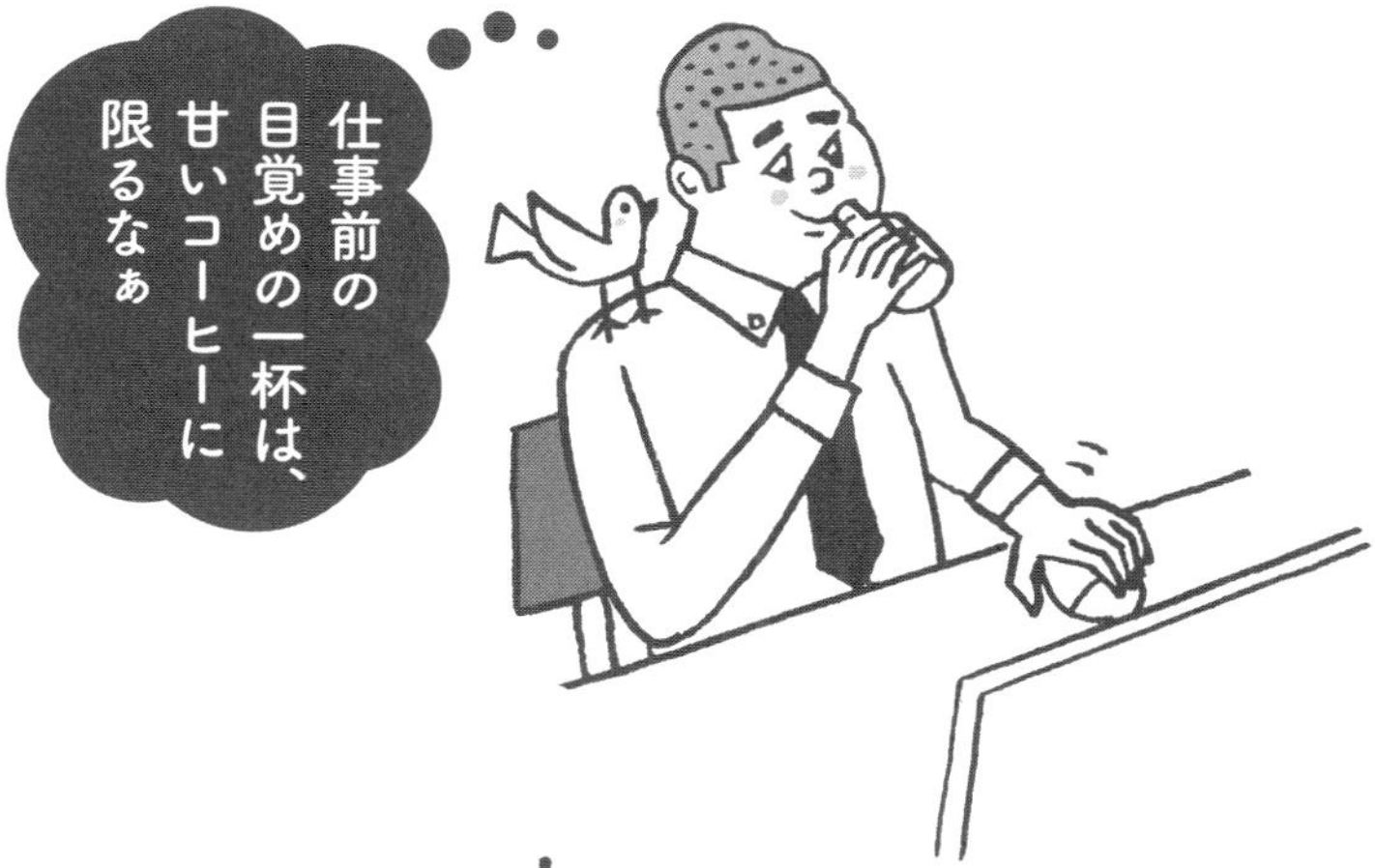
仕事前の
目覚めの一杯は、
甘いコーヒーに
限るなぁ

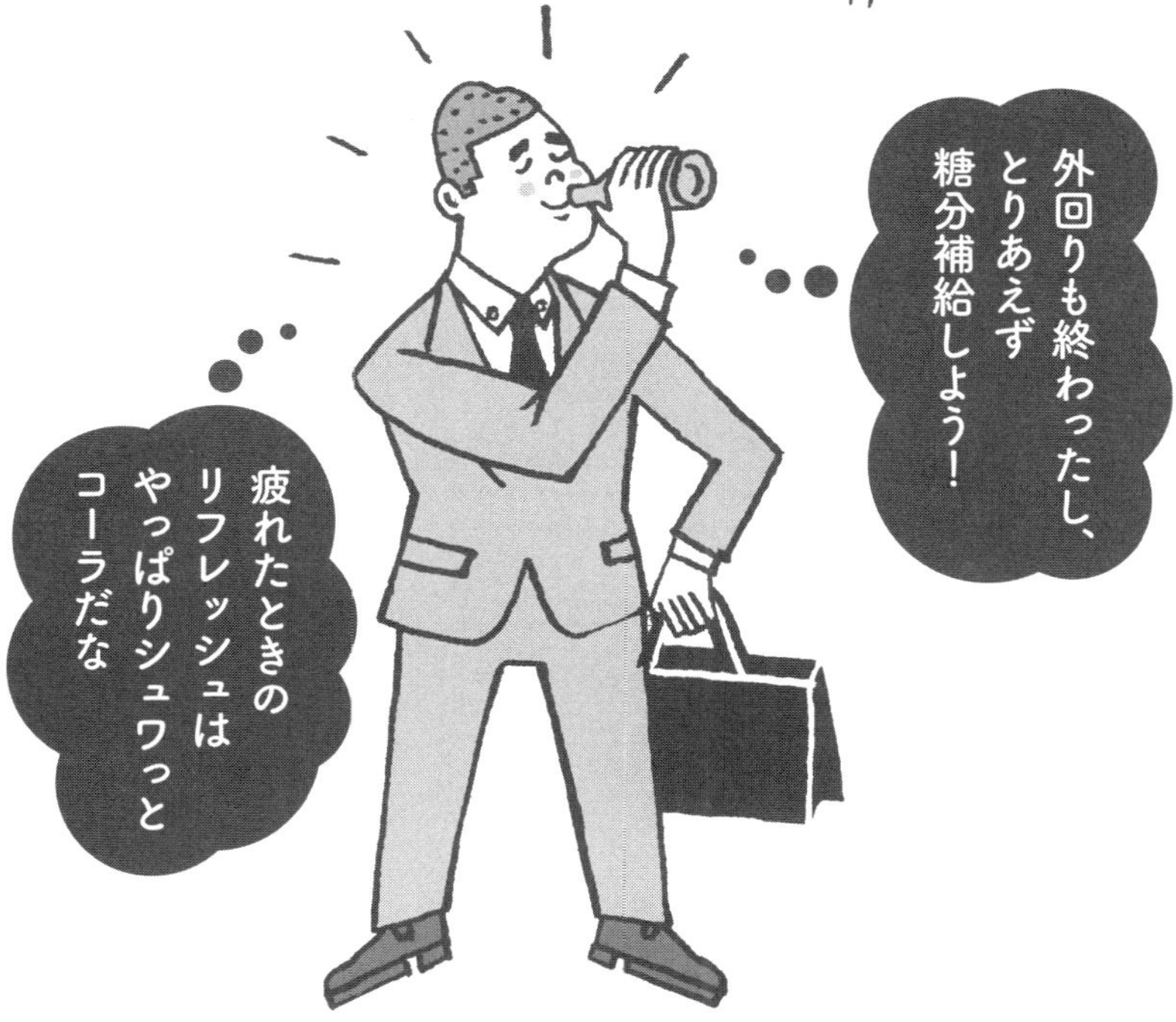
外回りも終わったし、
とりあえず
糖分補給しよう！
疲れたときの
リフレッシュは
やっぱりシュワっと
コーラだな

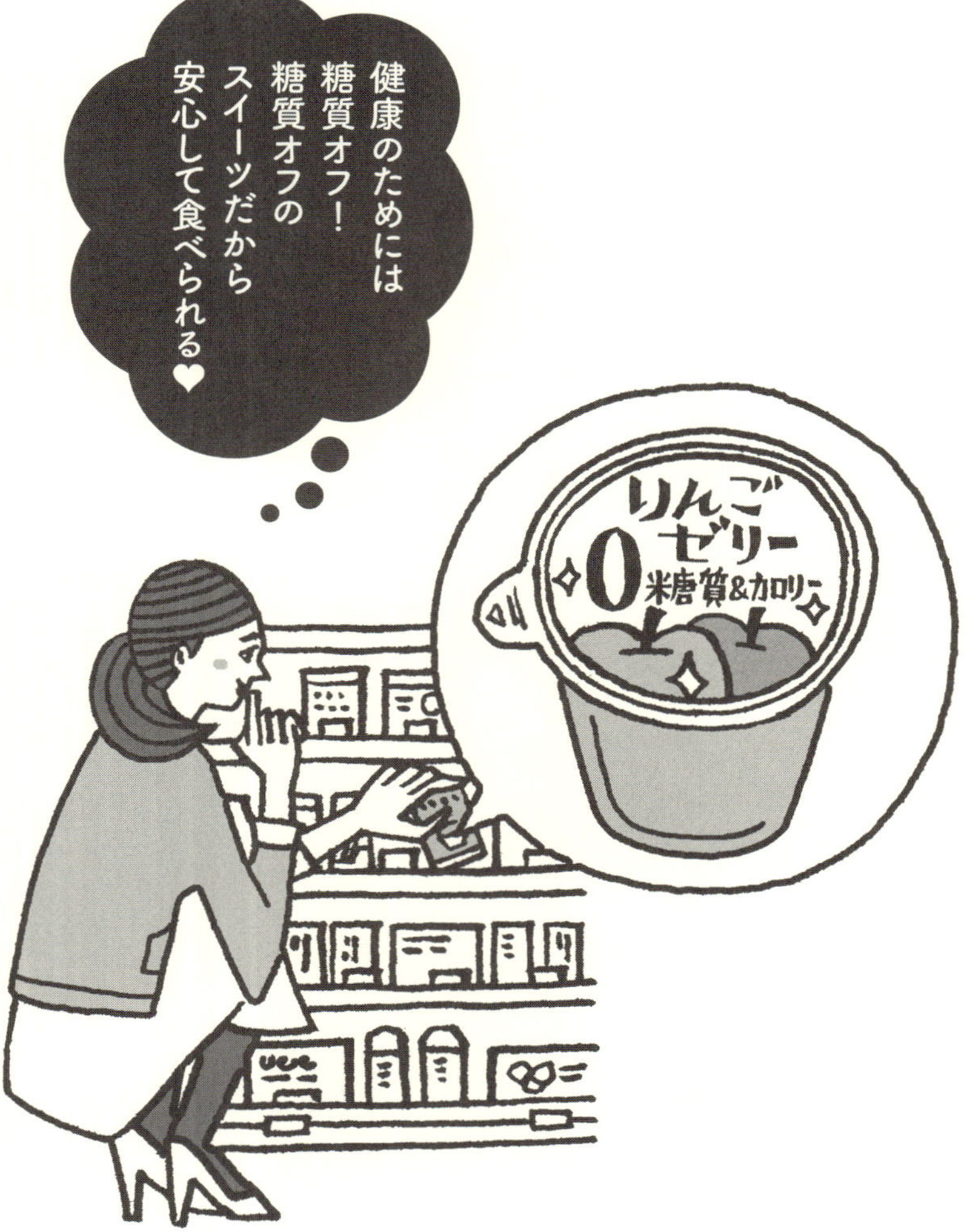
健康のためには
糖質オフ！
糖質オフの
スイーツだから
安心して食べられる❤
りんごゼリー
0
※糖質&カロリー

"やめられない、止まらない"
あなたもお菓子中毒かも!?

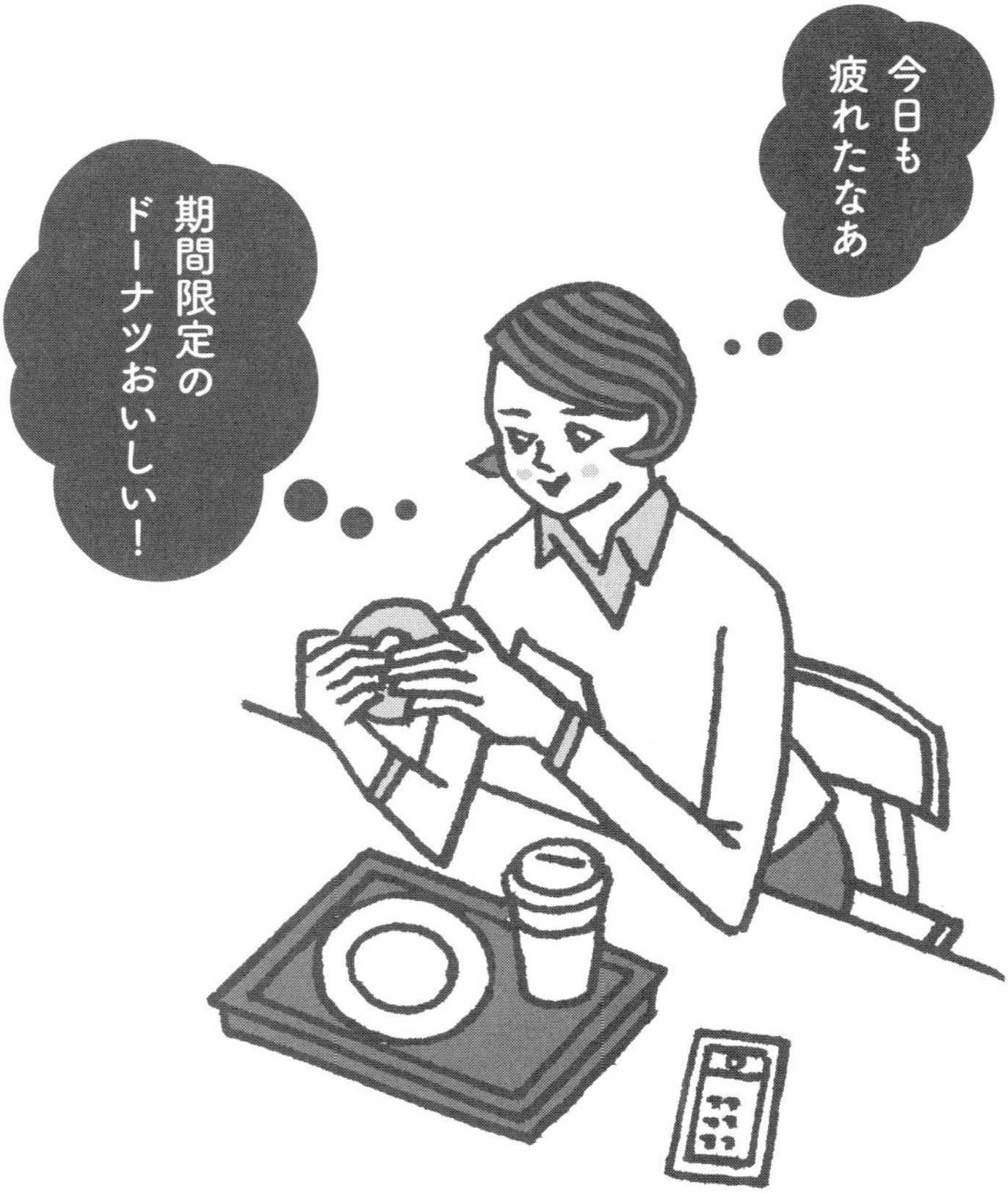
今日も疲れたなあ
期間限定のドーナツおいしい!

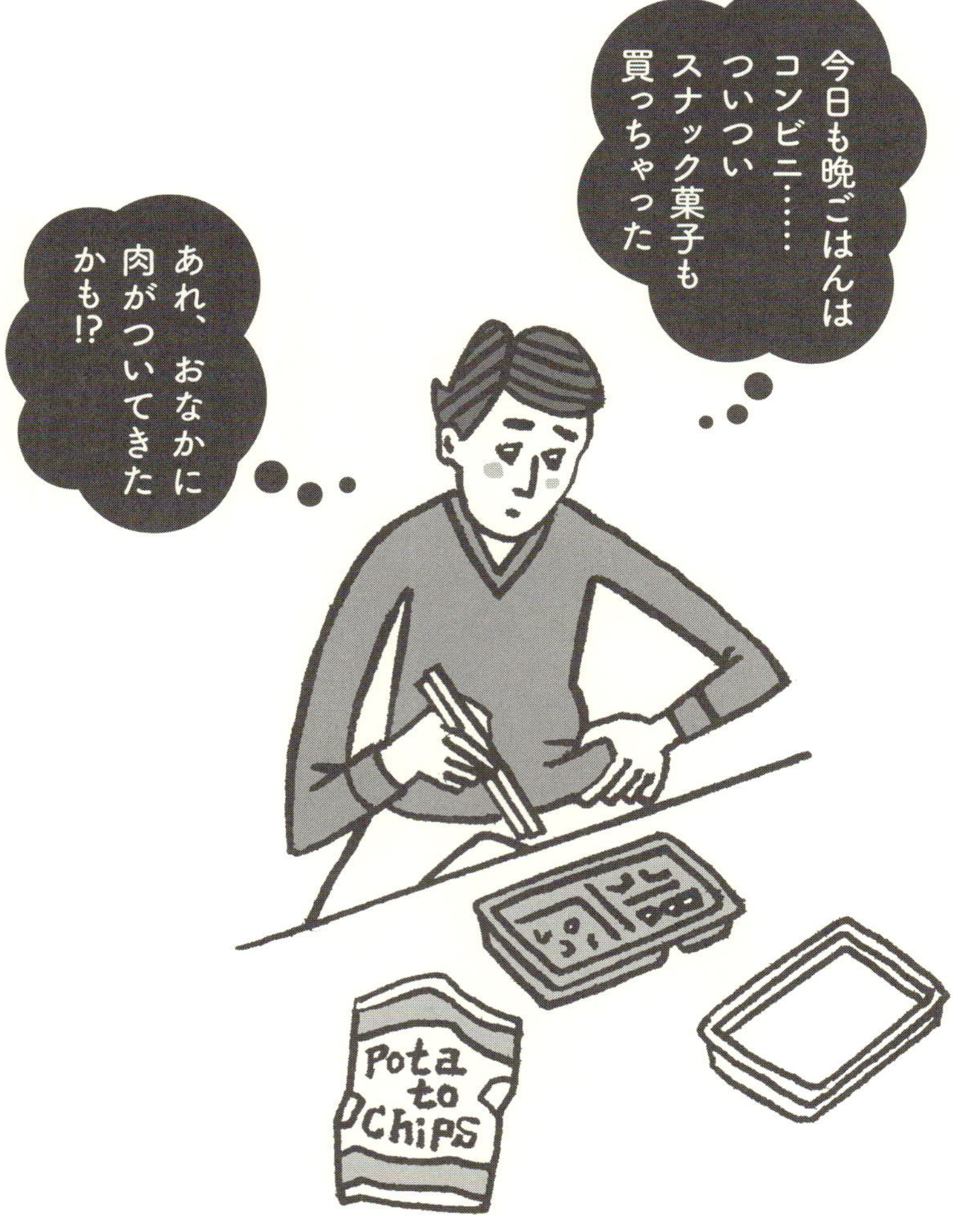
今日も晩ごはんはコンビニ……ついついスナック菓子も買っちゃった
あれ、おなかに肉がついてきたかも!?
Pota to Chips

"やめられない、止まらない"
あなたもお菓子中毒かも!?

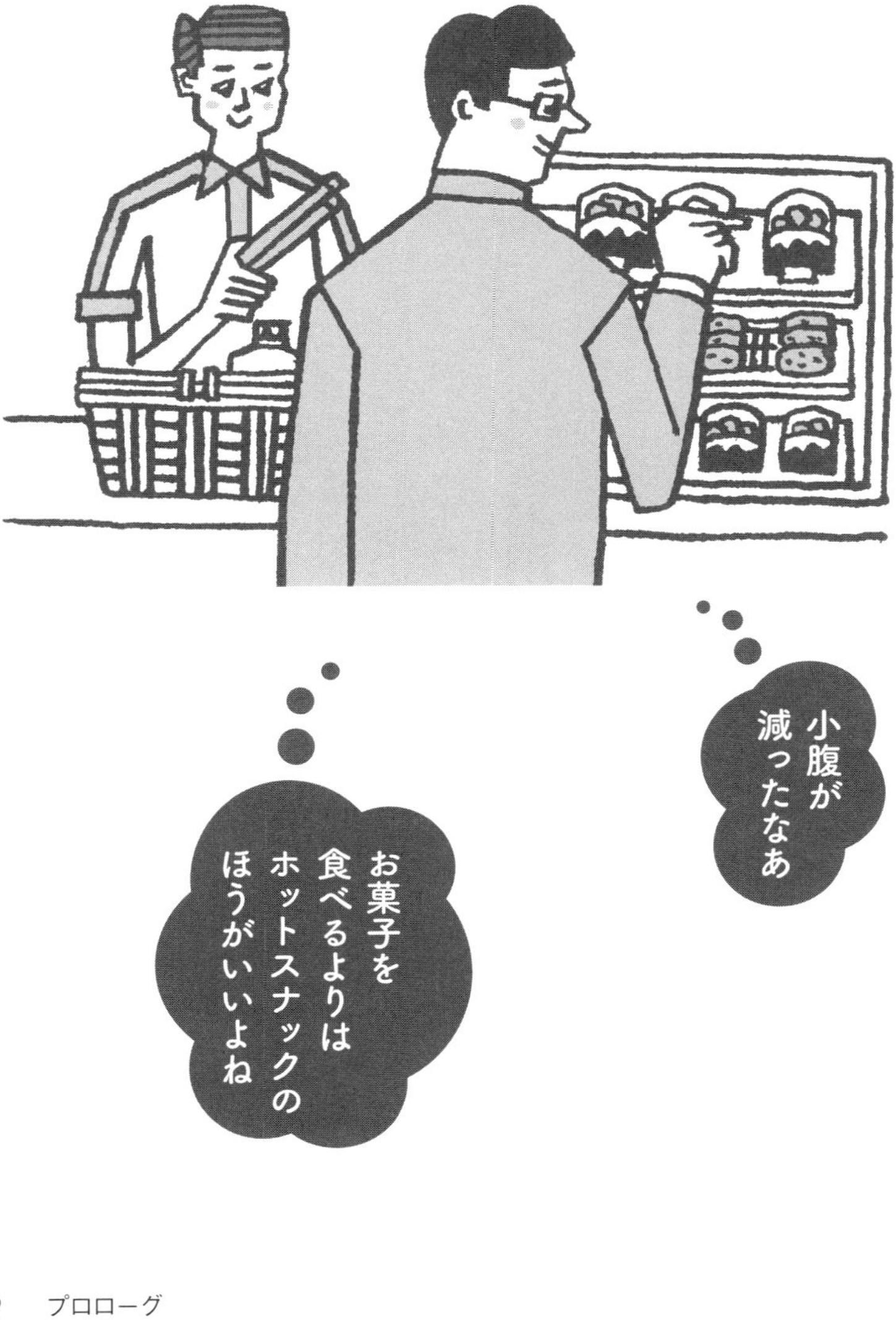
小腹が減ったなあ
お菓子を食べるよりはホットスナックのほうがいいよね

今日も明日も
残業続き。
もうがまんの限界！
週末の
スイーツビュッフェを
楽しみに頑張ろう

"やめられない、止まらない"
あなたもお菓子中毒かも!?

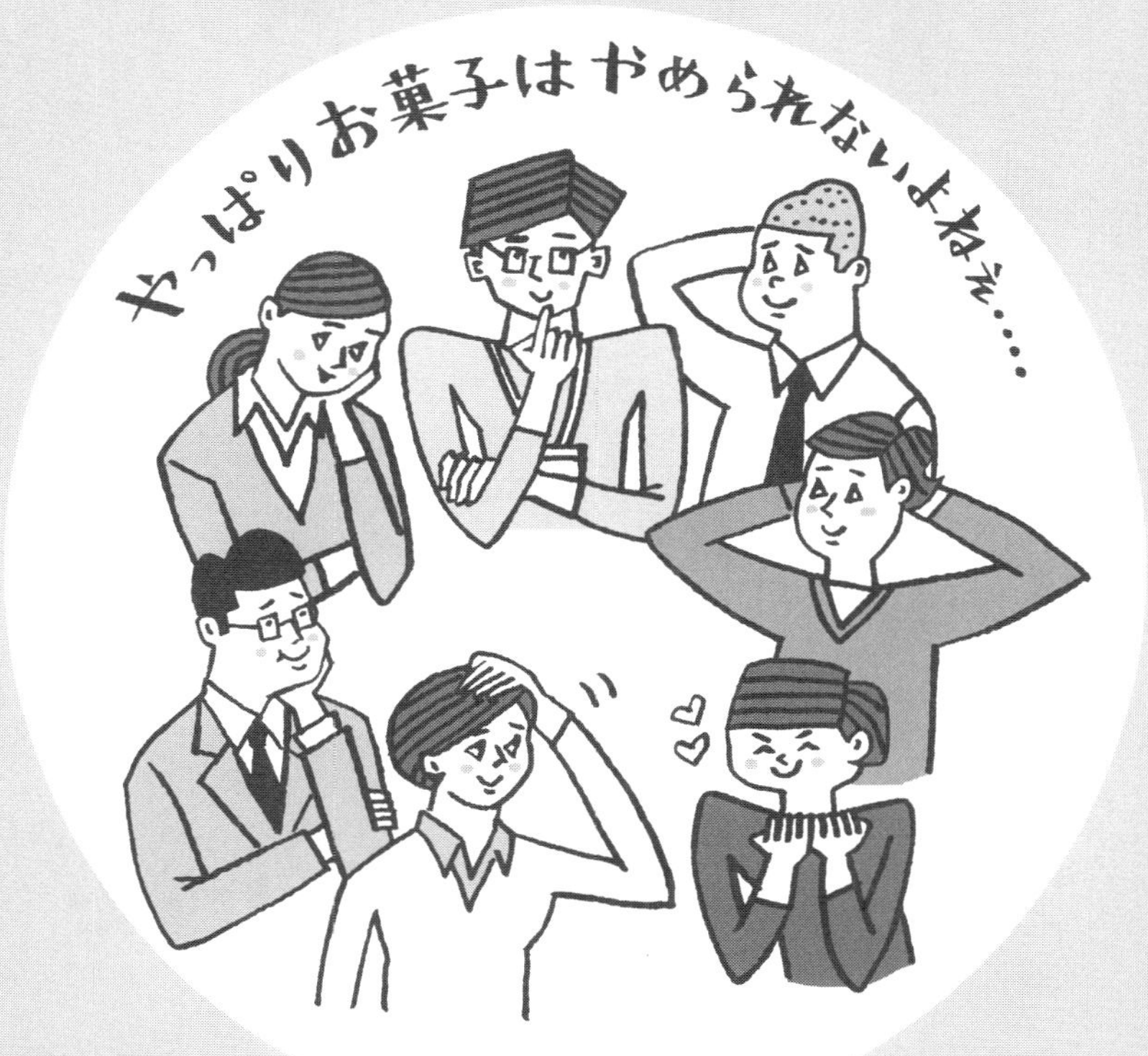

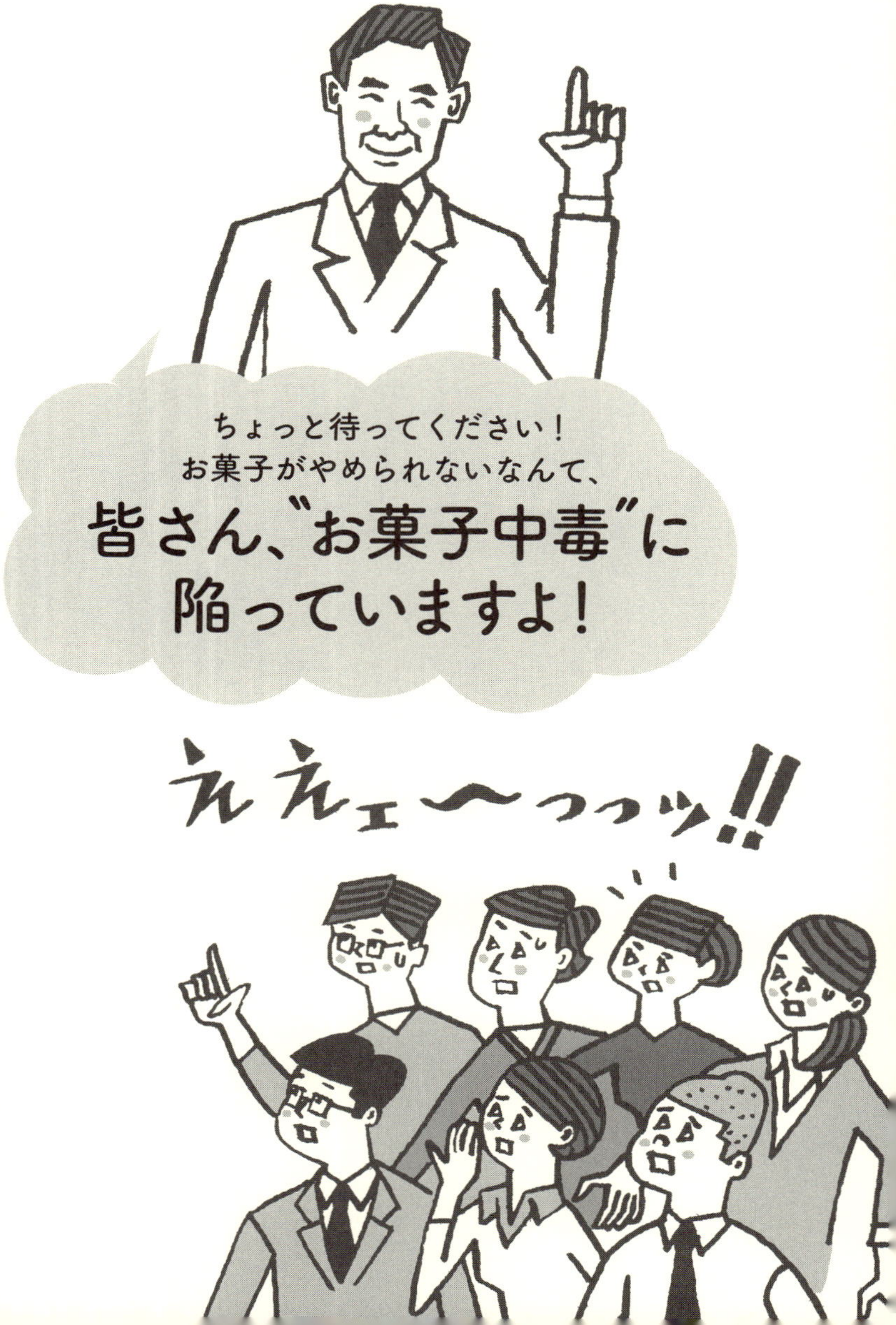
ちょっと待ってください！
お菓子がやめられないなんて、
皆さん、“お菓子中毒”に
陥っていますよ！
えぇェ〜っっッ‼

〝やめられない、止まらない〟
あなたもお菓子中毒かも!?

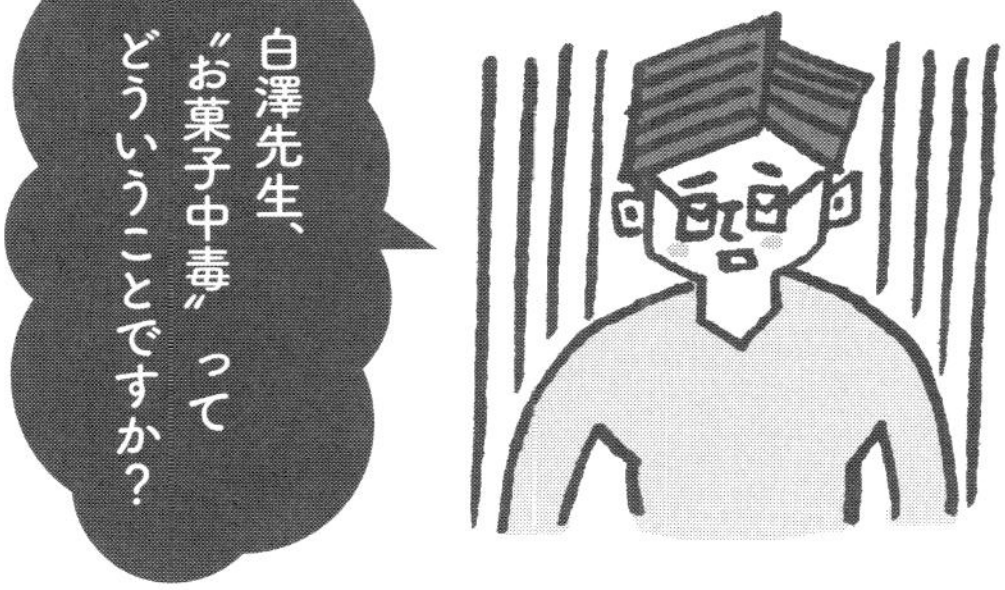
白澤先生、〝お菓子中毒〟ってどういうことですか?

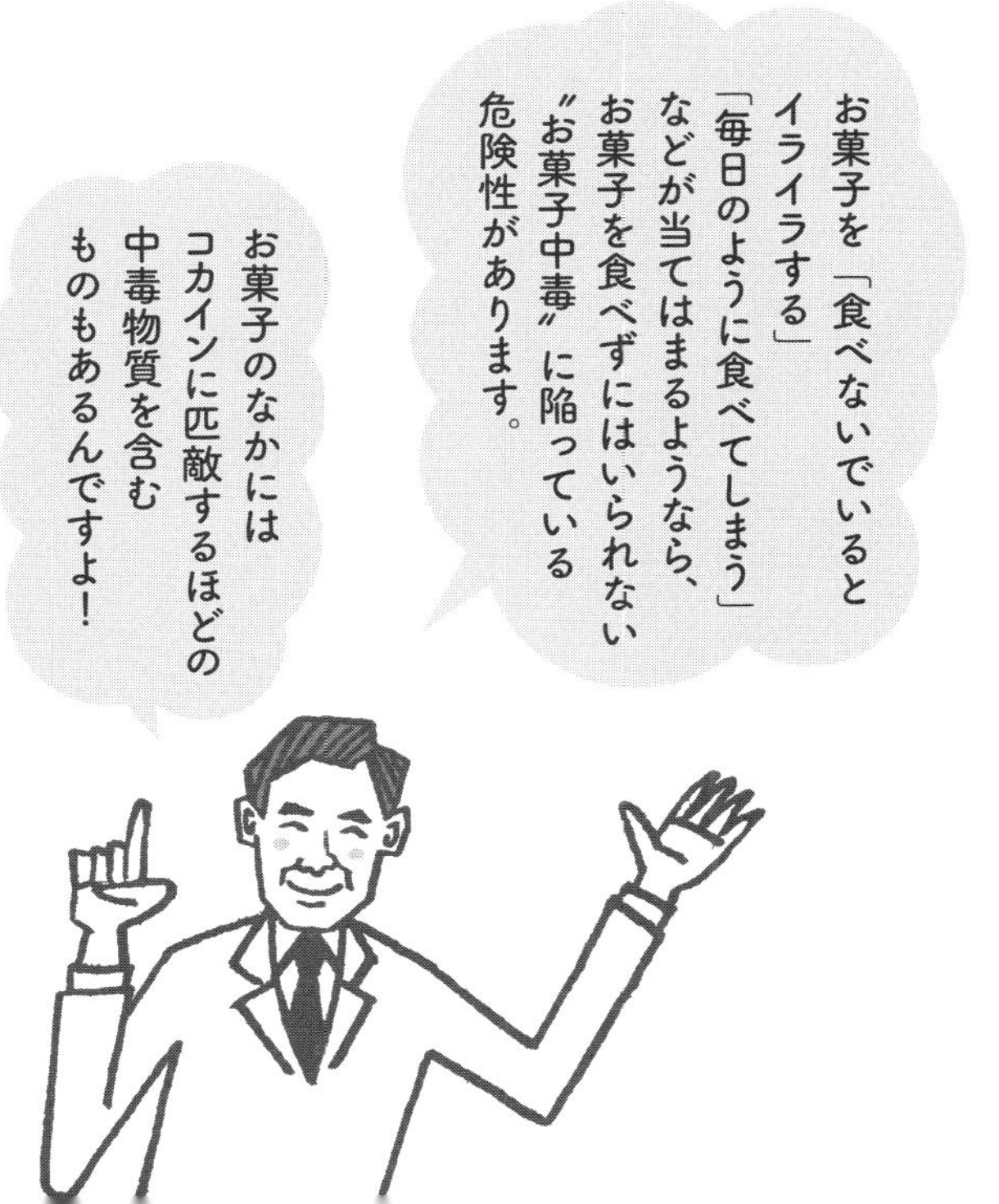
お菓子を「食べないでいるとイライラする」「毎日のように食べてしまう」などが当てはまるようなら、お菓子を食べずにはいられない〝お菓子中毒〟に陥っている危険性があります。
お菓子のなかにはコカインに匹敵するほどの中毒物質を含むものもあるんですよ!

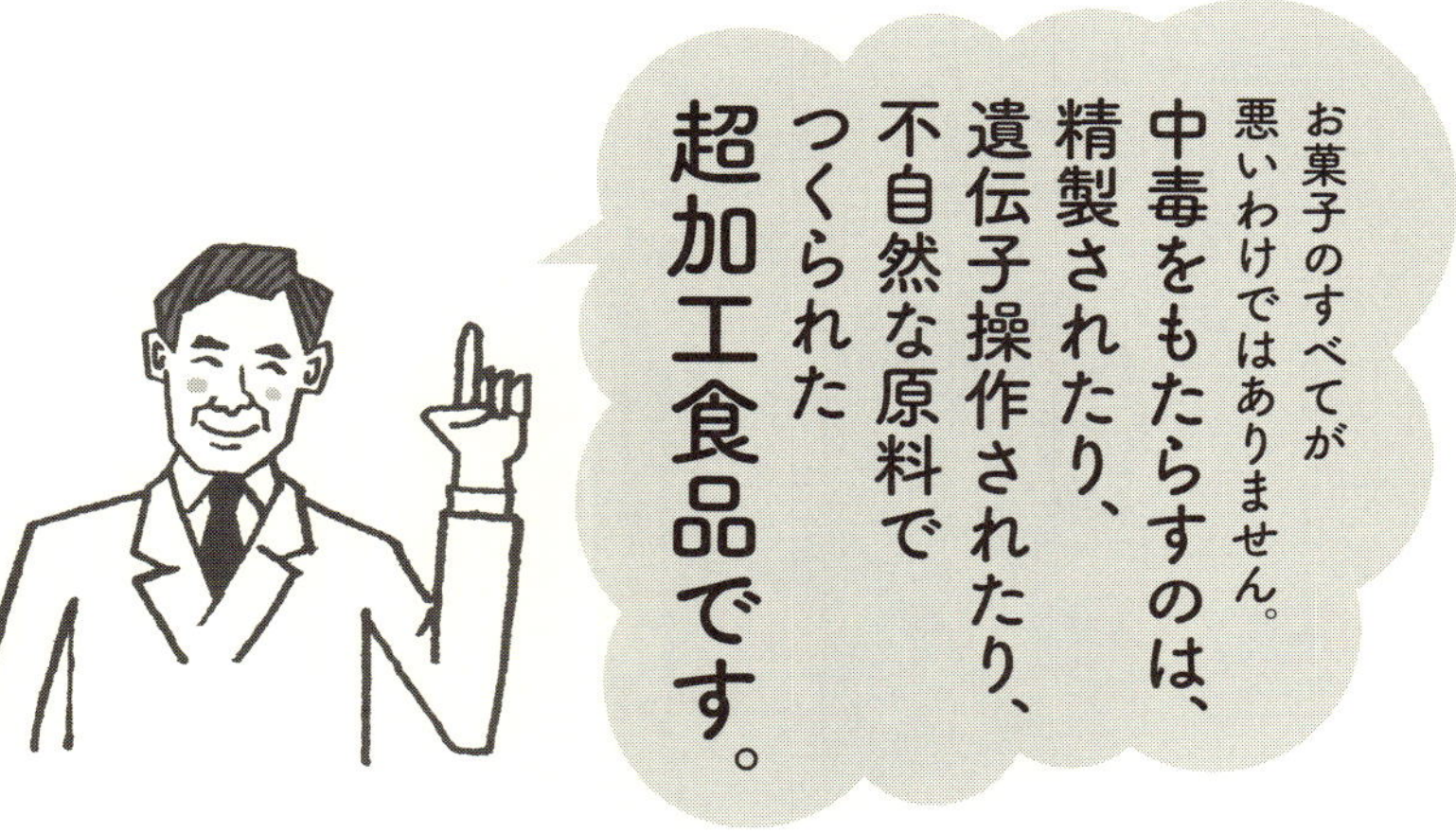
お菓子のすべてが
悪いわけではありません。
中毒をもたらすのは、
精製されたり、
遺伝子操作されたり、
不自然な原料で
つくられた
超加工食品です。

【身近な超加工食品】

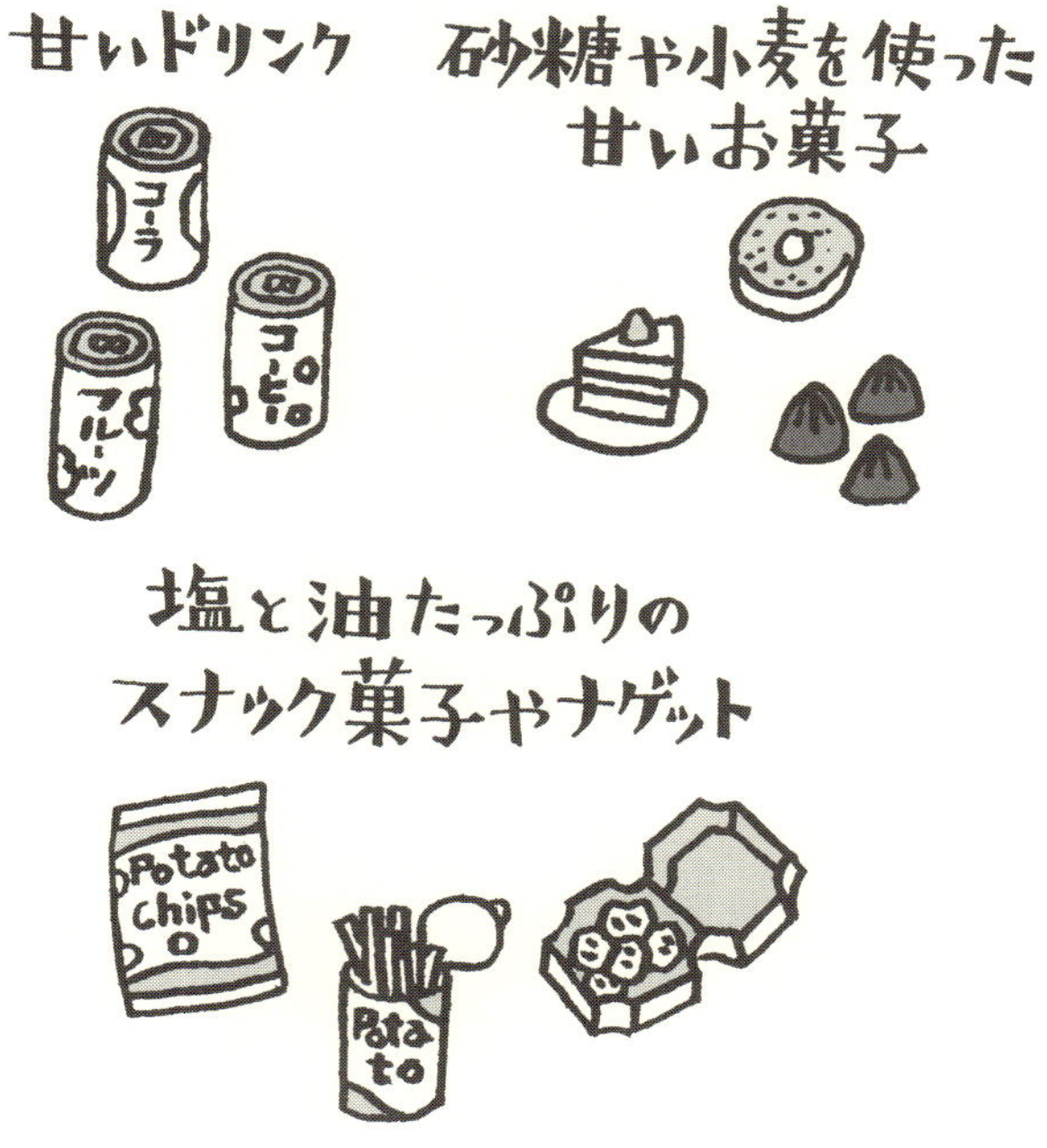
甘いドリンク
砂糖や小麦を使った
甘いお菓子
コーラ
コーヒー
フルーツ
塩と油たっぷりの
スナック菓子やナゲット
Potato chips
Potato

“やめられない、止まらない”
あなたもお菓子中毒かも！？

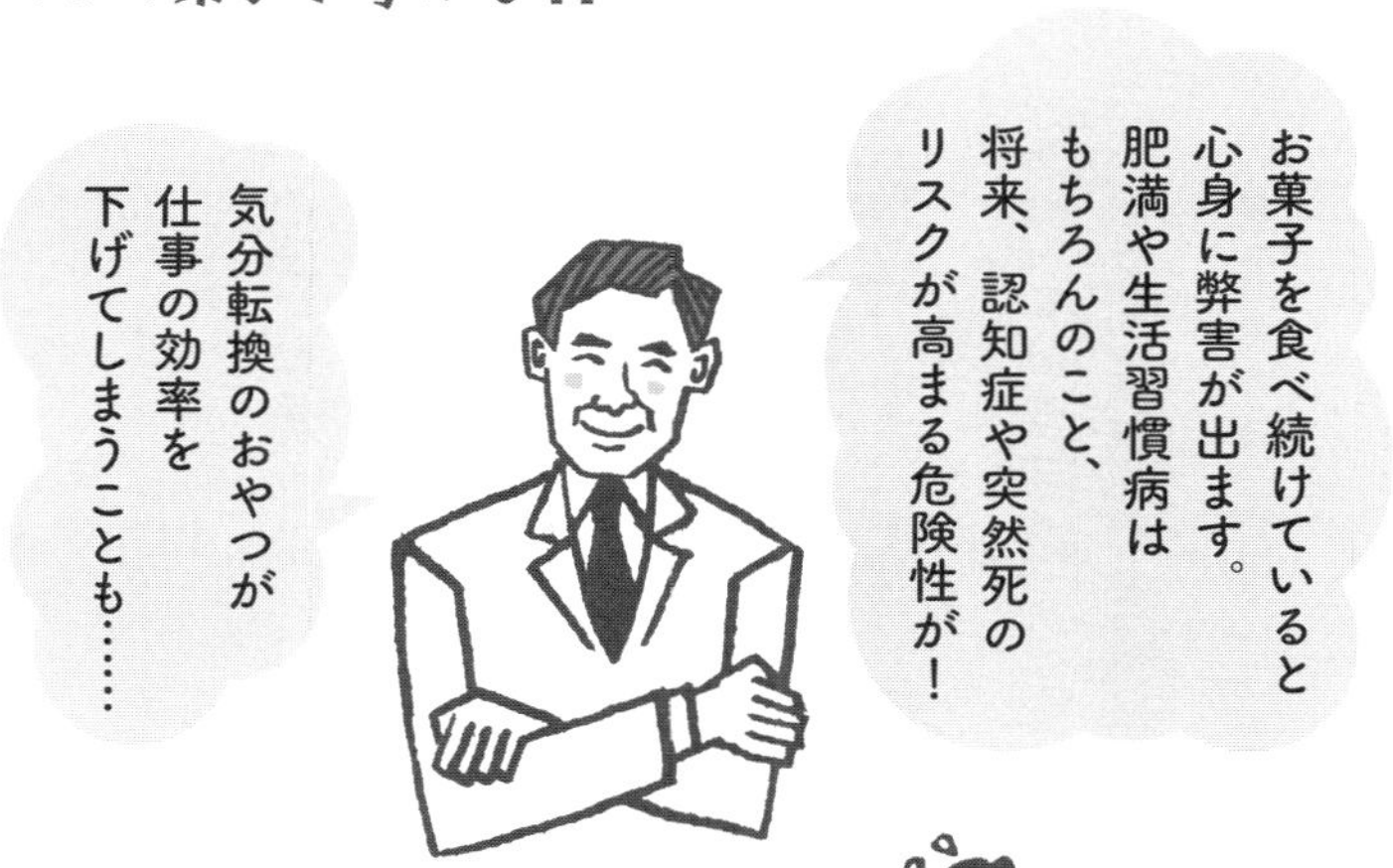
お菓子を食べ続けていると
心身に弊害が出ます。
肥満や生活習慣病は
もちろんのこと、
将来、認知症や突然死の
リスクが高まる危険性が！
気分転換のおやつが
仕事の効率を
下げてしまうことも……

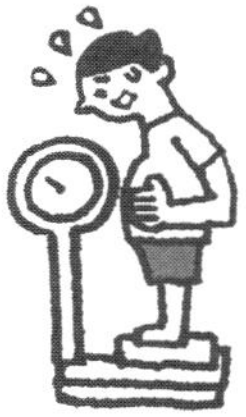

肥満

お菓子には太る要因となる糖質と脂質がたっぷり。食べ続けていると体重が徐々に増えていく。

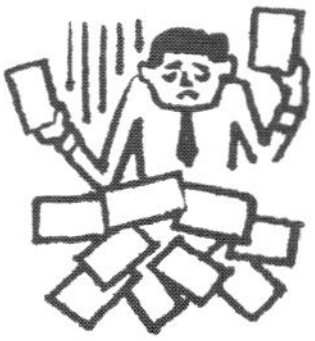

仕事の効率ダウン

仕事のモチベーションを高めるはずのお菓子が、中毒に陥ると食べないとがまんできなくなり、イライラしやすくなる。結果として仕事の効率が低下してしまう。

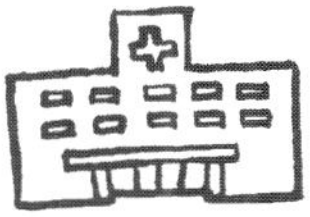

生活習慣病

高血圧、高血糖、脂質異常症など、お菓子の食べ過ぎは生活習慣病をもたらす。将来的には脳卒中や心筋梗塞、認知症など深刻な病のリスクが高まる。

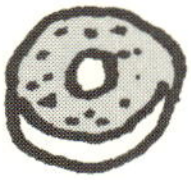

お菓子中毒に陥っていないかチェックしよう

- □お菓子を食べているときは至福の時間
- □3時のおやつは毎日欠かせない
- □コーヒーにはお菓子が必須
- □飲んだあとのデザートは別腹
- □ついついお菓子を買い込んでしまう（ストックが常にある）
- □毎日のように食べている（習慣になっている）
- □食べる量や回数がどんどん増えている
- □イライラしたときはお菓子に手が伸びる
- □食べていないとイライラする

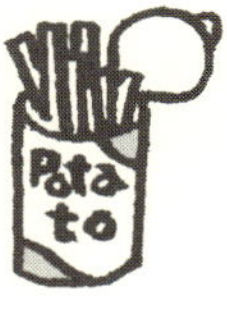

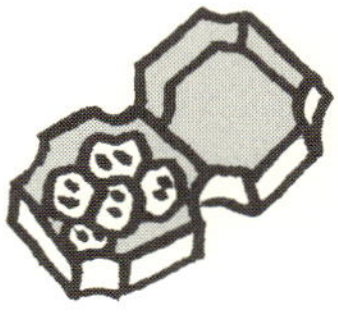

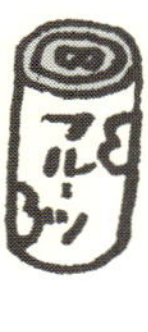

“やめられない、止まらない”
あなたもお菓子中毒かも!?

□ときどきドカ食いしてしまう
□やめよう、控えようと思っても続かない
□お菓子を食べないと仕事がはかどらない
□やせたいと思っていてもお菓子をやめられない
□健康診断で血糖値が高めと指摘されてもお菓子をやめられない
□将来、病気になってもいいからお菓子を食べたい

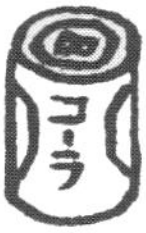

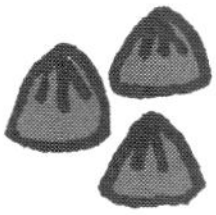

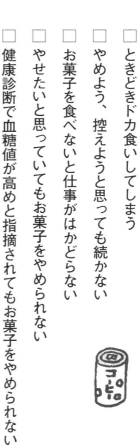

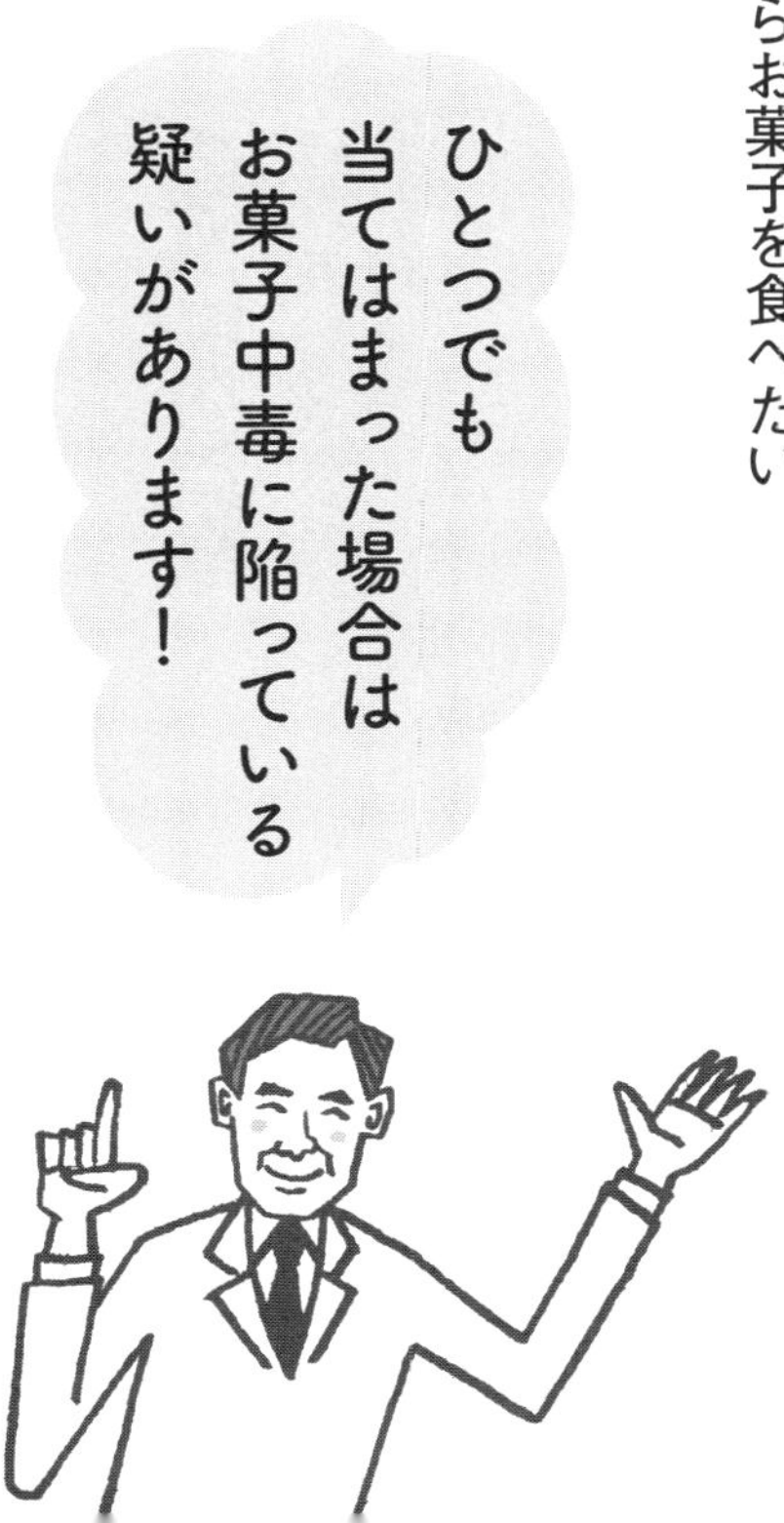

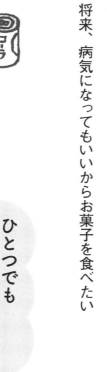

ひとつでも
当てはまった場合は

疑いがあります!

お菓子といっても種類はたくさんありますが、
中毒に陥る犯人は以下の７つに絞られます。
本書では犯人それぞれについて、
どんなお菓子に入っているのか、
なぜ中毒に陥るのか、
どういったダメージがあるのか
についてわかりやすく解説しました。

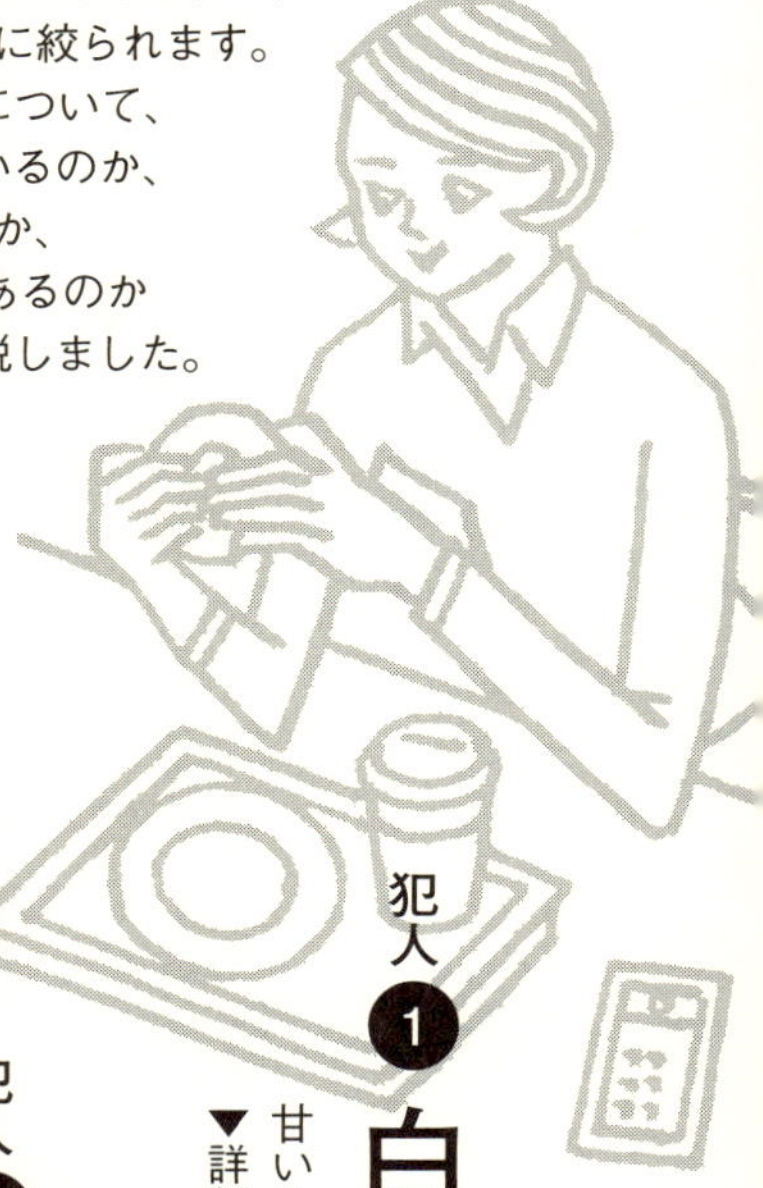

犯人❶
白砂糖
甘いお菓子全般
▼詳細は31ページ

犯人❷
果糖
甘いドリンクなど
▼詳細は45ページ

犯人❸
人工甘味料
糖質オフのスイーツ・ドリンクなど
▼詳細は59ページ

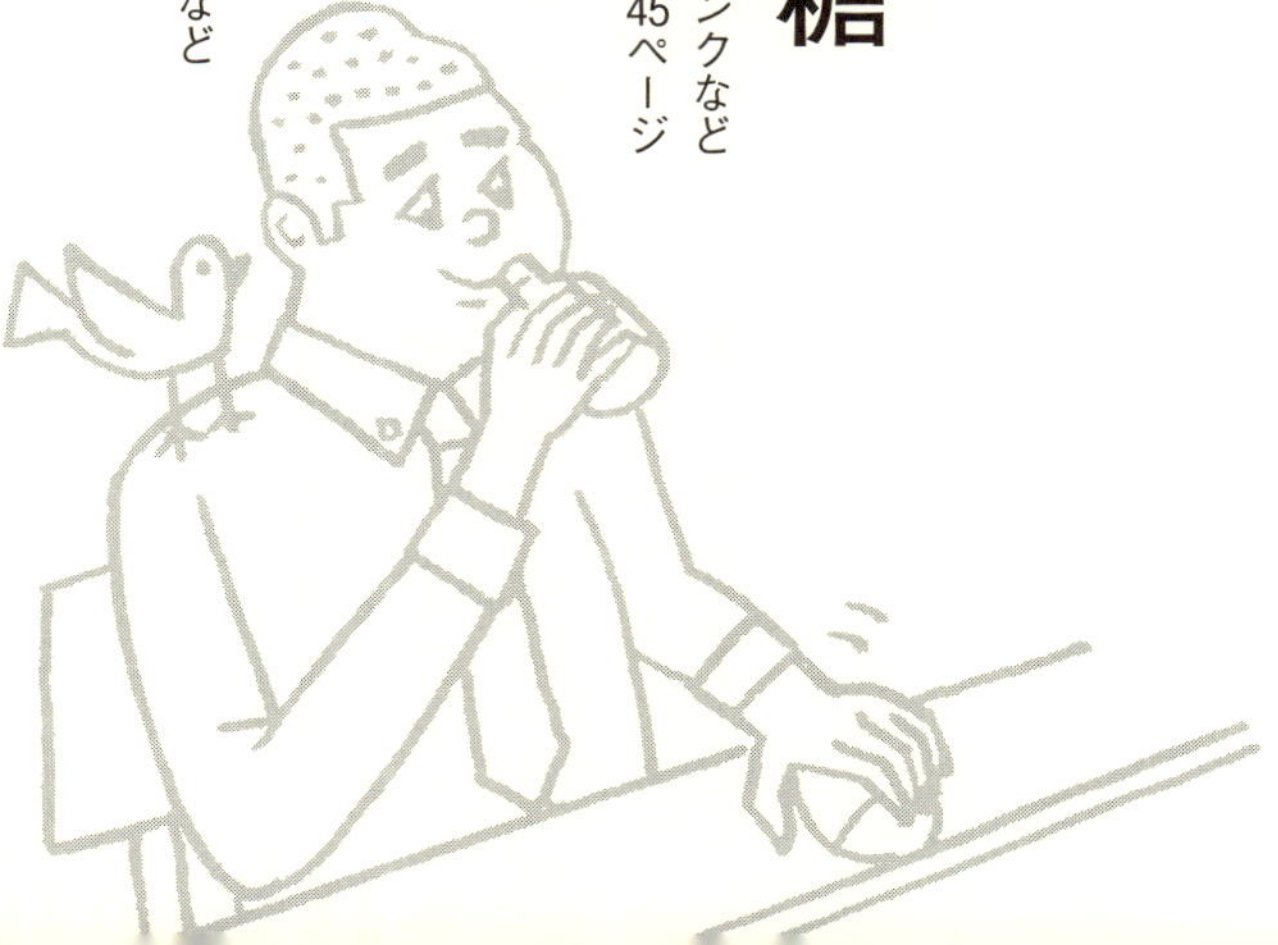

“やめられない、止まらない”
あなたもお菓子中毒かも!?

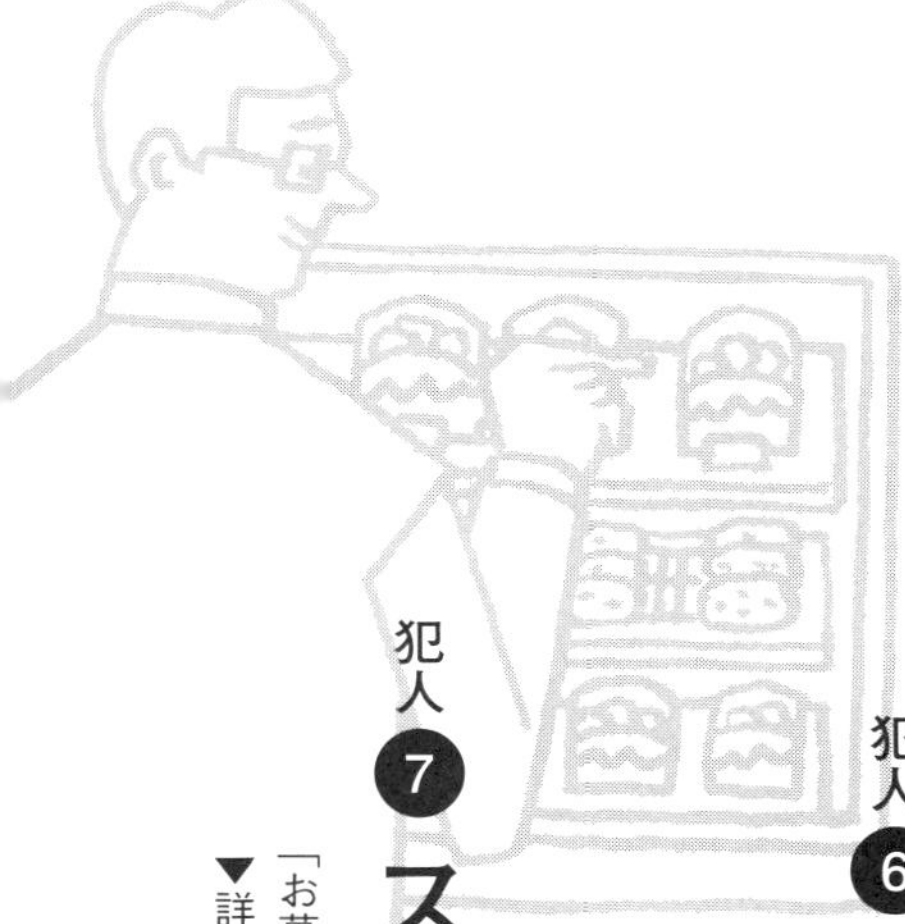

犯人 4

小麦

ドーナツ、ケーキ、クッキーなど

▼詳細は73ページ

犯人 5

食塩

ポテトチップスなど
スナック菓子

▼詳細は87ページ

犯人 6

油

スナック菓子、
フライドポテトなど

▼詳細は101ページ

犯人 7

ストレス

「お菓子を食べたい」と思わせる

▼詳細は115ページ

お菓子中毒から
抜け出す方法は……
↓詳細は
第2部で！

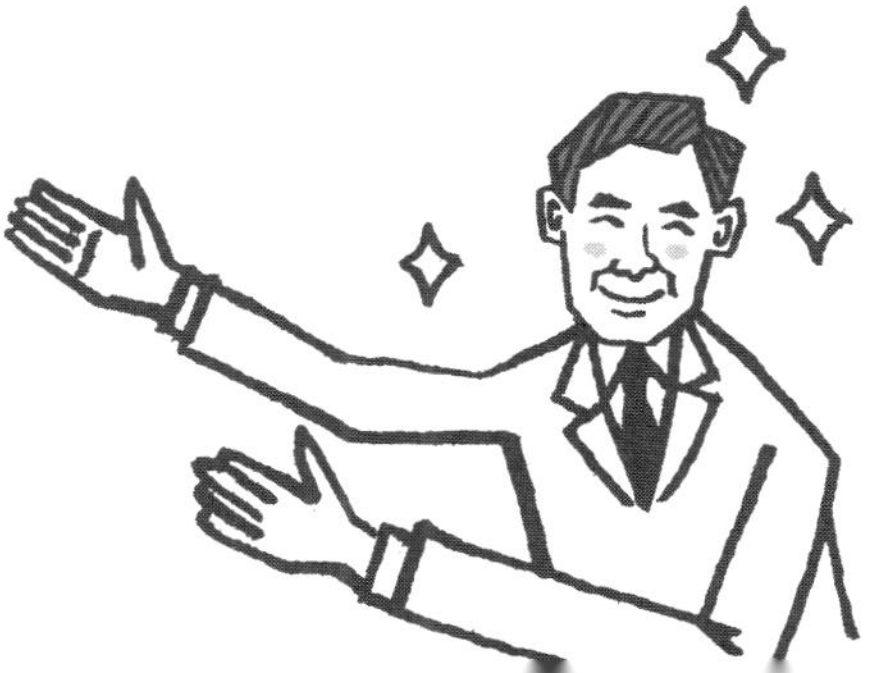

第2部 「お菓子中毒」解決篇……129

第3部　「お菓子中毒」を抜け出すとこんないいことが！

ブックデザイン◉フロッグキングスタジオ　DTP◉キャップス　イラスト◉宮野耕治
カバー・部扉写真◉Rimma Bondarenko/Shutterstock.com　編集協力◉大政智子

第1部

「お菓子中毒」犯人篇

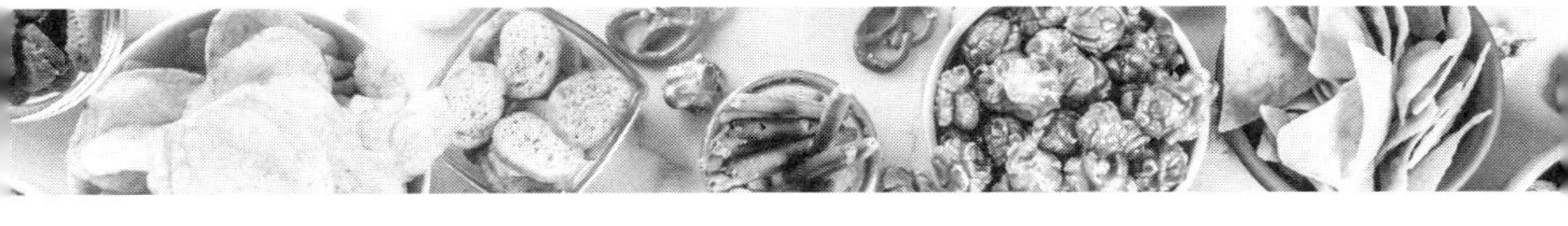

超加工食品があなたを蝕む

精製された材料でつくられる超加工食品

超加工食品とは常温で長期間保存できるように、砂糖や塩、油脂、保存料などを加えて高度に加工した食品の総称です。コンビニエンスストアやスーパーマーケットが扱っている食品は、生鮮コーナーや惣菜コーナーなど、日持ちしない食品を除くとほとんどが超加工食品です。

代表的な超加工食品は、ケーキ、クッキー、ドーナツ、マフィンなどのお菓子全般、甘い清涼飲料水、菓子パン、カップラーメン、ミートボール、チキンナゲット、ちくわ、はんぺんなど肉や魚の加工食品などです。どれも、ふだんの食生活によく登場する食品ばかりですね。

超加工食品のいいところは安価で日持ちがして便利な点です。家計にやさしいですし、ストックしておけば買い物できないときなどに助かります。

活用したくなるメリットはわかりますが、利用する頻度が多くなると問題が生じます。**実は、欧米では超加工食品がもたらす肥満、糖尿病や心血管疾患《しっかん》、ガンのリスクなど、健康に対する弊害が注目され、食べ方に警鐘が鳴らされているのです。**

アメリカでは大量の超加工食品が消費されていて、医学誌「ブリティッシュ メディカル ジャーナル」（ＢＭＪ）に発表された研究論文によると、アメリカ人が食事で摂取するカロリーの半分以上（58％）は超加工食品が占めていると報告されています。

これは研究チームが、２００９〜２０１０年の「米国国民健康栄養調査」（ＮＨＡＮＥＳ）の９０００人以上の食事データを使用して解析を行なった結果なので、かなり信憑性《しんぴょうせい》が高い数字です。

超加工食品に関する日本での調査結果はまだありませんが、おそらく日本でも超加工食品が占める割合は右肩上がりになっていることでしょう。

そして、私が危惧《きぐ》しているのは超加工食品のなかでもお菓子についてです。知らずしらずのうちに中毒に陥り、食べ過ぎている人が少なくないと感じています。

お菓子中毒は、知らずしらずのうちに忍び寄る

昔、スナック菓子のＣＭキャッチコピーで「やめられない、止まらない」というフレーズがありました。私の心配はまさにそれです。

市販されている超加工食品のお菓子には、知らずしらずのうちに「食べ続けてしまう」「やめられない」「食べないとイライラする」という、中毒状態をもたらすものがたくさんあることをご存じでしょうか。

中毒状態に陥ると、「これ以上食べると太るからやめないと」「血糖値が上がるとまずいから食べてはダメだ」と思ってはいても、がまんできなくて食べ続けてしまいます。**お菓子を食べるのをやめられないと、「意志が弱いから」といわれがちですが、意志が強い弱いではなく、中毒に陥っているからやめられないのです。**

お菓子は自分へのごほうびとして食べたり、小腹が減ったときに食べたり、気分転換に食べたり、食べる機会が多いでしょう。食べている瞬間は幸せなのですが、中毒に陥ってしまうと、食べる量はどんどん増えていって、肥満や生活習慣病、認知症、

ガンなどのリスクを高めてしまうことになります。

中毒性があるのは「精製された不自然な食べ物」

超加工食品のなかでも、特にお菓子が危険だと感じるのには理由があります。**それは、お菓子には白砂糖、果糖、人工甘味料、小麦（グルテン）、食塩、油など、中毒性をもたらす精製度の高い材料が複数使われているからです。**

ケーキやドーナツ、菓子パンには白砂糖や小麦、油が入っていますし、チョコレートには白砂糖や果糖、人工甘味料、油などが入っています。ポテトチップスなどのスナック菓子は塩と油がたっぷりですし、小腹が減ったときにおやつ代わりにつまむチキンナゲットは油にまみれています。

お菓子は中毒性のあるものを原料につくる超加工食品ですから、「やめられない、止まらない」となるのは当たり前のこと。中毒状態に陥っているのですから。

お菓子中毒がこわいのは知らずしらずのうちに中毒状態に陥ること、さらに中毒状態からなかなか抜け出せずに食べ続けてしまうこと、そのうえ、日本ではその危険性に気がついている人が少ないことです。

健康を気にしている人はご存じでしょうが、実際にはお菓子が危険といってもピンとこない人がほとんどではないでしょうか。

気づいたときには心身が蝕まれている！

さらに、お菓子中毒がやっかいなのは、中毒に陥ってしまうと「食べ続けること」がふつうの状態になってしまう点です。

ふつうというよりも、食べないと落ち着かない、イライラするという、禁断症状が出てしまう人も少なくありません。そこまでいくと末期の中毒状態です。

お菓子を食べ続けると、体重はぶくぶくと増えて血糖値や血圧、悪玉コレステロールが上がり、遠くない未来に生活習慣病を発症する危険性が非常に高くなります。

そしてさらに30〜40年食べ続けると、認知症やガンといった深刻な病気を誘発することになります。

そうならないために、いますぐお菓子中毒から脱却することをおすすめします。

犯人 1

白砂糖

甘いお菓子のほとんどに使われている白砂糖。
お菓子を食べたときの幸福感が
中毒をもたらします。

白砂糖ってどんなもの？

精製された砂糖は、ビタミンもミネラルもない

砂糖にはいくつか種類があります。なんとなく、白砂糖よりも茶色い砂糖のほうが体によさそうと思っている人もいるかもしれませんが、茶色い砂糖のなかにも人工的につくられたものがあります。

砂糖のよしあしを考えるときには、製造工程のチェックが必須です。

甘味料の原料はさとうきび、さとうだいこんなどです。砂糖の甘みのもととなるのはブドウ糖と果糖が結合したショ糖です。

本来の砂糖には、ショ糖以外にもアミノ酸やミネラルが含まれていました。アミノ酸やミネラルが含まれていると、味にクセが出ます。そこで、甘みを強く、クセをなくすために不純物を取り除いたものが白砂糖です。

【主な砂糖の種類】

	商品名	特徴
白砂糖	●上白糖 ●グラニュー糖 ●氷砂糖 ●角砂糖 ●粉砂糖 ●白ザラメ糖	不純物を取り除いた純度の高い砂糖。アミノ酸やミネラルがほとんど含まれていない。主成分はショ糖。血糖値を急激に上昇させる。中毒をもたらす危険な砂糖。
茶色い砂糖	●三温糖 ●中白糖 ●中ザラメ糖	三温糖は白砂糖とほぼ同じ工程でつくられる。仕上げに一部をカラメル化させる、もしくはカラメル色素で色づけしている。中ザラメ糖は白砂糖をカラメル色素で色づけしたもの。白砂糖と同じく純度の高い精製された砂糖。中白糖は白砂糖よりもやや精製度が低く、黄色みを帯びている。
自然由来の砂糖	●キビ糖 ●黒砂糖 ●てんさい糖 （精製された白砂糖を除く） ●メープルシロップ ●和三盆 ●ココナッツシュガー	白砂糖に比べると精製度（純度）が低い。アミノ酸やミネラルが含まれているので、原料によって独特の風味や味わいがある。甘みの度合いも白砂糖に比べると低い。

白砂糖は純度が高く、甘味料として使いやすいといわれますが、取り除いた不純物のなかにはアミノ酸やミネラルなどの栄養素が含まれています。

純度の高い甘さを求めて精製することで、ショ糖以外の栄養素が含まれていない、空っぽな砂糖ができあがってしまったのです。

血糖値を急上昇させて、病気のリスクを高める

そしてもうひとつ忘れてはならないことが。純度が高くなったために、血糖値を急激に上昇させるというデメリットが出てきたことです。

血糖値とは血液中に含まれるブドウ糖（グルコース）の量です。砂糖の主成分であるショ糖はブドウ糖と果糖が結合した二糖類です。**精製度が高くなるほど消化・吸収されやすく、体内に入ると血糖値を急激に上昇させてしまいます。**

血糖値の急上昇は肥満を招き、糖尿病、動脈硬化、認知症、ガンなどさまざまな病気のリスクを高めることがわかってきました。甘いお菓子の大きなリスクのひとつが、この血糖値の急上昇です。

甘いお菓子には、たっぷり！

高級な和菓子は別にして、市販されているお菓子に使われている甘味料のほとんどは白砂糖です。パティシエがつくる高級スイーツにも、グラニュー糖という白砂糖が使われているケースがほとんどです。

こだわりのパティシエなら、素材そのものの甘みを利用して白砂糖をあまり使っていないかもしれません。ただ、それはごくわずかでしょう。

世に蔓延《まんえん》するお菓子のほとんどは、白砂糖が入っています。**もし、白砂糖以外の原料を使っているのであれば、それなりの値段がするでしょうし、パッケージなどにそのこだわりを記載しているでしょう。**

お菓子を食べる前に原材料をチェックしてみてください。コンビニエンスストアやスーパーマーケットで手に入るお菓子であれば、原料に記載されている砂糖は「白砂糖」のことだと思って間違いないでしょう。

なぜ、白砂糖でお菓子中毒に陥るの？

食べたときの幸福感がくせ者

白砂糖について、理解していただけたでしょうか。

とはいえ、「なぜ白砂糖が中毒をもたらすのか」については、まだ納得できないでしょう。**白砂糖がもたらす中毒性は、ズバリ、食べたときに「おいしい」「幸せ」「ほっとする」といった幸福感が原因です。**

甘いお菓子を食べて幸福感を覚えることは、癒《い》やしのひとときですし、脳のリフレッシュになりますから悪いことではないはずです。

幸福感が適度であればまったく問題ないのですが、程度や回数が増えて過度になると中毒へと進んでしまいます。何事もそうなのですが、度を越すから弊害が生まれてしまうのです。

精製された白砂糖がもたらす甘さは自然由来の砂糖に比べて強烈です。**自然由来の砂糖に比べて、白砂糖のほうが中毒に陥るリスクが高くなるのは精製によって甘みが増しているためです。**

快感を生み出す脳の「報酬系」

幸福感がもたらす中毒は、脳の「報酬系」というメカニズムが関係しています。

脳の「報酬系」とは、おいしいものを食べたり、好きなことをしていたり、ほめられたりしたときに「快楽」を感じさせ、意欲や集中力を高めてモチベーションをアップさせてくれる脳内システムです。

快楽を感じているときには、脳内でドーパミンやβエンドルフィンといった快楽ホルモンが分泌されています。甘いお菓子を食べておいしいと感じたときにはβエンドルフィンが、もっと食べたいと思うときにはドーパミンが脳内に増えています。

実は、βエンドルフィンは「脳内麻薬」と呼ばれるほどで、大量に分泌されると精神活動や感情をマヒさせる作用があります。一説によると、βエンドルフィンの分泌が多くなるとドーパミンの抑制が利きにくくなり、摂取欲が増してしまうそうです。

適度に分泌されている間は問題ないのですが、**過度に分泌されるようになると、その食べ物を見たり、口に入れたりしたときに「もっと食べたい」という、より強力な摂取欲を抱くようになります。**

このメカニズムは、コカインなどの薬物依存症に陥る過程とまったく同じです。

10年、20年と続けると、体がジワジワと蝕まれていく

お菓子中毒は薬物依存ほどの禁断症状が現われないので、自分が中毒に陥っていることに気がついていない人がほとんどです。体への害もそれほど顕著《けんちょ》なものはありません。ただ、自覚症状がないままに10年、20年続けていると危険です。

お菓子を食べ続けていると、体重が増えたり、血糖値や血圧が上がったり、ジワジワと体が蝕まれていきます。このジワジワと、というのがやっかいで、気がついたときには高血圧や糖尿病といった生活習慣病に陥っています。そうならないためには、自分が中毒に陥っていないか、お菓子の食べ方を思い返してみましょう。

【幸福感が中毒をもたらす】

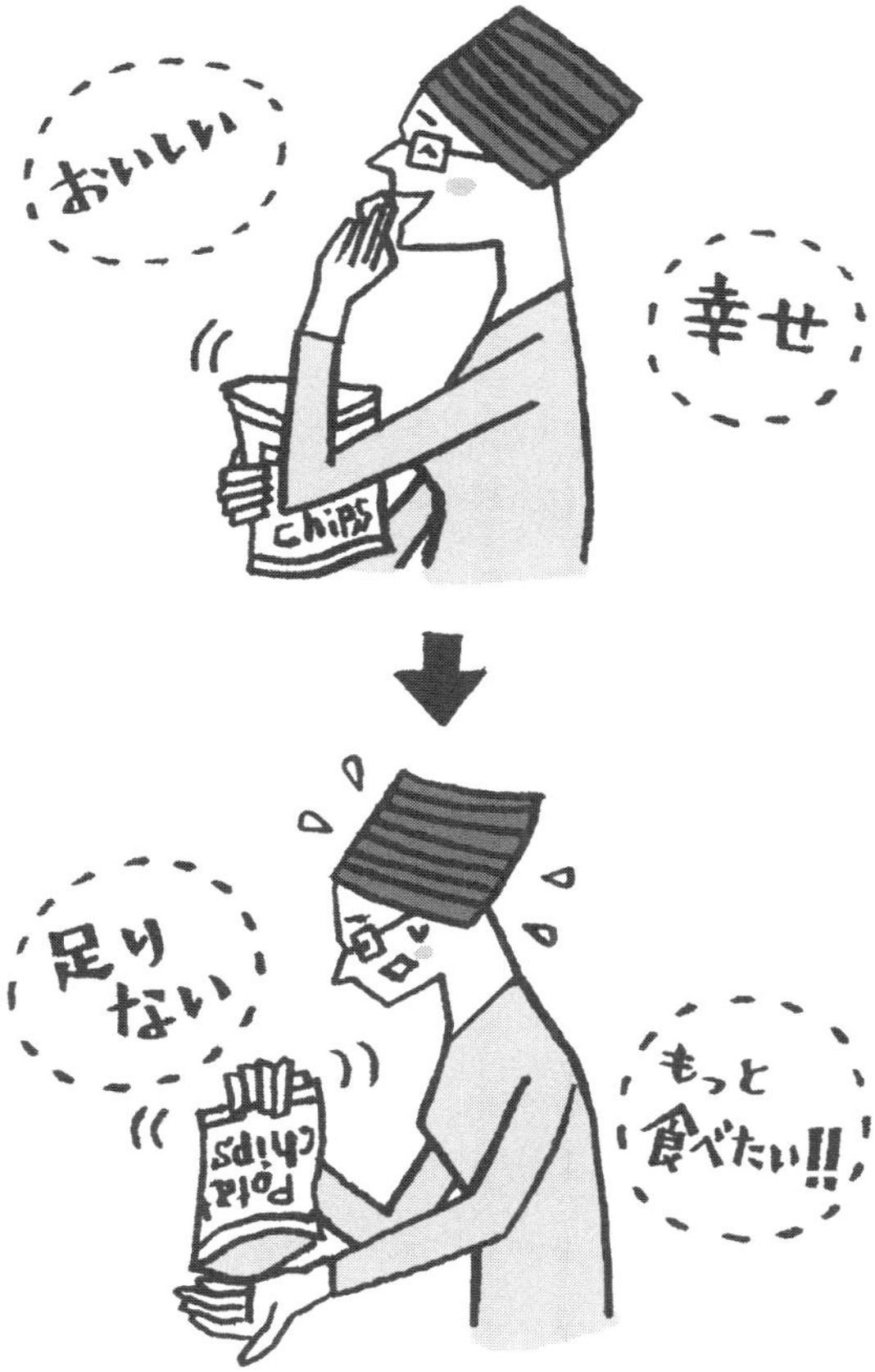

ずっと続くと中毒状態に

白砂糖がもたらすダメージ

肥満がもたらす「代謝異常＝生活習慣病」

白砂糖の入った甘いお菓子を食べ続けていると、ほとんどの人は体重が増加します。ごくまれにどれだけ食べても太らないという人がいますが、それは特殊な体質です。ほとんどの人は食べたぶんだけ体重が増えます。

体重が増えて肥満すると、血圧や血糖値、中性脂肪、コレステロールといった数値が基準値を外れていきます。20～30代は体のメカニズムがしっかりしているので、数値がいきなり悪化する心配はそれほどないでしょう。

しかし、お菓子中毒に陥ったままで過ごすと、40代、50代を迎える頃にはこうした数値が黄色信号、赤信号となっているはずです。

そしてそれは肥満している人ほど顕著です。

なぜなら、肥満すると肥満細胞から分泌される、体内の代謝《たいしゃ》を乱す物質が増えるからです。代謝が乱れると血圧や血糖値などの数値が正常に保てなくなり、生活習慣病を発症してしまいます。

高血糖状態をもたらし、糖尿病まっしぐら！

甘いお菓子の食べ過ぎで、大きな問題となるのが血糖値の異常です。そもそも、私たちヒトの遺伝子には、飢餓《きが》との闘いがインプットされていて、現代のように「食べ過ぎ」の状態に体の機能が追いついていません。

血糖値についていえば、血糖値を上げるホルモンはたくさんあります。食べられない状況に陥ったとしても、複数のホルモンがあの手この手で血糖値を上げようとするので、空腹の状態は体に悪影響はありません。むしろ、体内の代謝を活発にするというよい効果があります。

一方、血糖値を下げるホルモンは「インスリン」のみです。甘いものをたくさん食べて血糖値が急激に上がったとしても、下げるために働けるのはインスリンだけ。**食**

べる量や回数が増えて、インスリンがオーバーワークに陥ると血糖値が高い状態のまま下がらなくなります。血糖値が高いまま、下がらなくなった状態が糖尿病です。

糖尿病は「痛い」「つらい」といった自覚症状はほとんどありませんが、血糖値が高い状態が長期間続くと血管がダメージを受けて深刻な合併症をもたらします。

失明したり、手足の指先が壊死《えし》して切断を余儀なくされたり、腎臓の機能が低下すると2〜3日に1回、人工透析《とうせき》を受けないといけなくなったり、ふだんの生活に大きな支障が出てしまいます。

認知症のリスクが跳ね上がる

糖尿病に陥らなくても、血糖値を下げるために分泌されるインスリンによる弊害も心配です。インスリンは血糖値を下げてくれますが、一方で、脂肪細胞で脂肪が合成されるのを促すと同時に脂肪の分解を抑制する、細胞の老化を促すといった健康への弊害ももたらします。

さらに、最近はインスリンが過剰に分泌される状態が続くと、インスリンの効きが悪くなる「インスリン抵抗性」が生じ、認知症のリスクを高めることもわかってきました。

近年、認知症は「脳の糖尿病」とも呼ばれます。それは、認知症に陥った患者さんの脳では、インスリン抵抗性によって神経細胞にブドウ糖を取り込む機能が働きにくくなり、ごはんを食べてもエネルギー不足の状態に陥ってしまうためです。

また、過剰なインスリンを分解するために酵素《こうそ》が使われるのですが、この酵素はアミロイドβという脳にたまったタンパク（蓄積すると認知症を引き起こす）を分解する働きも担っています。甘いお菓子をたくさん食べてインスリンがたくさん分泌されていると、アミロイドβを分解する酵素がインスリンに使われ、足りなくなるという悪循環に陥ってしまいます。認知症の要因に「糖毒（糖質の過剰摂取による弊害）」を挙げる研究者もいるくらい、脳の老化と血糖値は深く関係しているのです。

お菓子を食べるたびに、将来の認知症リスクが高まっていることを知ったら、お菓子を食べる量や回数は自然と減るのではないでしょうか。

もしも、「それでもやっぱりやめられない」と思うのであれば、あなたはお菓子中毒に陥っていると考えたほうがいいです。

COLUMN

お菓子そのものが悪者ではない

『お菓子中毒』というタイトルから、すべてのお菓子が悪いように感じるかもしれませんが、そんなことはありません。

サブタイトルにもあるように、「超加工食品」のお菓子の中毒性が高く、食べ続けることによって弊害が出るのであって、お菓子そのものが悪いわけではないからです。

そもそもお菓子とはなんでしょう。広辞苑で「菓子」を調べると「常食のほかに食する嗜好品《しこうひん》。昔は多く果物であったが、今は多く米・小麦の粉、餅《もち》などに砂糖・餡《あん》などを加え、種々の形に作ったものをいう。和菓子と洋菓子とに大別。これに対して果実を水菓子という」とあります。

これからイメージするのは、せんべいやまんじゅうなどの和菓子です。果物もお菓子に入っています。実は、奈良時代や平安時代には「菓子」と書いて「くだもの」と読ませていたそうです。当時のお菓子は、あけび、やまもも、柿、栗など自然に存在する果物だったのです。皆さんがイメージするお菓子と、少しイメージが違うのではないでしょうか。

私が危険性を指摘しているのは、高度に加工された不自然なお菓子です。職人が丹精込めてつくった和菓子やスイーツ、家庭で手作りしたお菓子を食べるぶんにはまったく問題ありません。ただし、食べ過ぎは厳禁です。

犯人 2

果糖

果糖は果物やはちみつに含まれる単糖類。
これも精製度が高くなると
危険な糖質になります。

果糖ってどんなもの？

果物やはちみつなどにも含まれている

果糖（フルクトース）は果物やはちみつなどに含まれている単糖類です。ブドウ糖と結合すると、白砂糖の主成分であるショ糖になります。**天然由来の糖のなかで、もっとも甘みが強くコクがあり、その甘みやコクは冷やすとさらに増します。**

果糖はブドウ糖に比べて血糖値を上げる作用が弱いので、健康的な糖質、摂《と》っても太らないというイメージがあります。しかし、中性脂肪の数値を上昇させるという報告もあり、過剰な摂取は心臓病の発症リスクを高めると警鐘が鳴らされています。

しかし基本的に、私は自然な食べ物を食べている限りは、禁断症状をもたらすほどの強烈な作用はないと考えています。

わかりやすい例を挙げましょう。コカインは原料であるコカの葉を精製して濃度を高めています。コカインを摂取すると、強烈な依存症に陥り、深刻な禁断症状を起こします。その一方で、南米ではコカの葉をお茶にして飲んだり、そのまま噛《か》んだりしていますが、依存症に陥ることはありません。

精製して濃度を高めたことが問題なのであって、コカの葉そのものが悪者ではないのです。果糖もこれと同じように、精製することで「果糖ブドウ糖液糖」という危険な糖質に変化します。

白砂糖を上回る依存性が！

果糖ブドウ糖液糖とは、トウモロコシ、じゃがいも、さつまいもなどのでんぷんを酵素などによって反応させてつくります。実は、食品添加物のひとつです。

でんぷんに酵素を加えて加熱してブドウ糖（液体）をつくり、それにさらに酵素を加えて果糖にします。ブドウ糖から果糖に変化しているので「異性化糖《いせいかとう》」と呼ばれます。含まれているブドウ糖と果糖の割合で呼び名が変わります。

精製することで甘さが強化されているので、口にしたときに感じる甘みが白砂糖よりも強烈です。甘みが強いほど依存性をもたらすので、白砂糖よりも中毒に陥りやすいといえるかもしれません。

さらに、ブドウ糖と果糖がそれぞれ単体で存在しているので血糖値を急上昇させます。高血糖による健康への弊害も大きくなります。

加工食品は、果糖のオンパレード

異性化糖は冷やすと甘みが増すので、炭酸飲料、フルーツジュース、スポーツドリンク、ノンアルコールビールといった飲み物や、アイスクリームやゼリー、プリン、ヨーグルトなど冷たいお菓子に使われています。ほかにもドレッシングや焼き肉のたれ、ケチャップなどの調味料、菓子パンも要注意です。

甘い飲み物やお菓子を購入するときに、パッケージの表示を確認してみましょう。**原材料のなかに「異性化糖」（次ページ）が入っていた場合は、別のお菓子を探すことをおすすめします。**お菓子中毒に陥らないためということもありますが、異性化糖がもたらす弊害にはそれ以外にも深刻なものがあるからです。

【主な「異性化糖」】

ブドウ糖果糖液糖	果糖の含有率が50%未満のもの。
果糖ブドウ糖液糖	果糖の含有率が50%以上90%未満のもの。
高果糖液糖	果糖含有率（糖のうちの果糖の割合）が90%以上のもの。
砂糖混合異性化液糖	上記に10%以上の砂糖を加えたもの（ブドウ糖果糖液糖に加えた場合は「砂糖混合ブドウ糖果糖液糖」に）。

これらが入っているお菓子は要注意！

なぜ、果糖でお菓子中毒に陥るの？

満腹感を覚えにくくなる

実は、ブドウ糖と果糖を摂取した後の満腹感は異なります。ブドウ糖を摂取したときには血液中の血糖値が上昇するので、インスリンが分泌されて食欲を抑えるホルモン（レプチン）が増加し、食欲を刺激するホルモンの分泌を抑えます。血糖値が上がって食欲が収まり、満腹感を覚えるのです。

一方、果糖を摂取しても肝臓に運ばれて代謝され、直接、血糖値を上げません。**インスリン反応を刺激しないので、レプチンによる食欲を抑える反応がブドウ糖ほど起こらないのです。甘い清涼飲料水を飲んでも満腹感がないのはそのためでしょう。**

実際、ラットの実験では、果糖を脳に注入すると食べ物を探し始め、ブドウ糖を脳に注入すると食べ物の摂取が減ることが証明されています。

ヒトでの実験でも、ブドウ糖の摂取後は食欲が減少した一方で、果糖ではそのような反応が起こらなかったという報告があります。

果糖を摂っても満腹感が得られず、空腹感も減らないので、「もっと食べたい（飲みたい）」という欲求につながり、中毒に陥る危険性が非常に高くなります。

肥満の結果、食欲が止まらなくなる

加えて、果糖は肥満による食欲異常も生じさせやすくします。

最近の研究では、異性化糖が肥満や高血圧、糖尿病の要因であると指摘する研究者が増えています。**果糖ブドウ糖液糖を含む清涼飲料水を1日に1回でも飲む人が太りやすい（肥満しやすい）ことも、いくつかの研究論文で明らかになっています。**

先ほどもお伝えした通り、果糖は満腹感を覚えにくい特徴があるため、過剰摂取になることが多く、肥満につながりやすいのです。

また、果糖そのものはインスリン反応を刺激しませんが、肥満の状態はインスリンの過剰分泌を招きます。すると、次第にインスリンが分泌されても効きにくくなり、高血糖状態が続く「インスリン抵抗性」に陥ります。

この「インスリン抵抗性」は、困ったことに食欲を抑制するレプチンの効果を弱めることにもつながります。レプチンは脂肪細胞から分泌されていて、肥満すると働きが効きにくくなる「レプチン抵抗性」が起こるのです。

もちろん、レプチンが効きにくくなれば、食欲を抑えられなくなるので、もっともっと欲しがることになります。まさしく中毒状態ですね。

つまり、肥満している人は、満腹感を感じにくい「インスリン抵抗性」と、食欲を抑えにくい「レプチン抵抗性」の両方に陥っていることになります。

もう少しわかりやすくいえば、果糖の摂取が食欲中枢《ちゅうすう》を混乱させることで、満足感が得られにくくなり、満足感が得られないことでさらに食べてしまう、ということです。食欲が止まらなくなり、より一層脂肪がついて肥満が進みます。

こうして、肥満が食欲の異常を呼び、それがさらなる脂肪の蓄積をもたらし、さらに食欲のコントロールが利かなくなって、際限なく食べ続けてしまう悪循環に陥ってしまうのです。肥満が肥満を呼ぶ負のスパイラルといえます。

【肥満すると……】

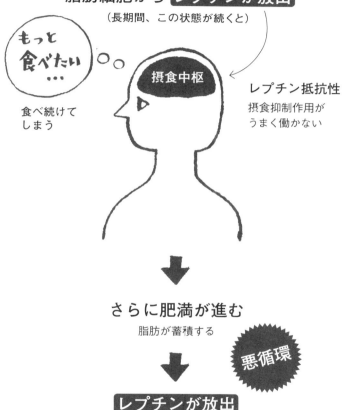

脂肪細胞から **レプチンが放出**

（長期間、この状態が続くと）

食べ続けて
しまう

レプチン抵抗性

摂食抑制作用が
うまく働かない

↓

さらに肥満が進む

脂肪が蓄積する

悪循環

↓

レプチンが放出

レプチン抵抗性がさらに高まる

果糖がもたらすダメージ

異性化糖の原料は、遺伝子組み換えトウモロコシ!?

異性化糖の原料の大半を占めるのが、アメリカなどから輸入している遺伝子組み換えトウモロコシです。遺伝子組み換え作物についての安全性は、まだはっきりしていません。心配ないという研究者もいれば、心身に深刻なダメージを与えるという研究者もいます。安全性についての議論は、現在もまだ続いています。

いまのところ、日本では遺伝子組み換え作物の栽培は、許可されたもの以外はつくられていませんし、輸入も制限されています。原料として使っている場合は、それを明記するよう義務づけられています。

納豆や豆腐のパッケージには、目立つように「遺伝子組み換え大豆は使用していません」という表示があるくらいなので、日本では遺伝子組み換え作物に対しては、あまり口にしたくないという消費者が多いでしょう。

ところが、実のところ、日本にも遺伝子組み換え作物は輸入されています。そのなかには、異性化糖の原料であるトウモロコシが多くを占めています。

ここで注意していただきたいのは、清涼飲料水やお菓子のパッケージの原材料として表示されるのは「果糖ブドウ糖液糖」であり、その原料が遺伝子組み換えトウモロコシかどうかは表記されていません。これは、加工過程で分解される場合は、「遺伝子組み換え」と表示する義務がないからです。

遺伝子組み換え作物に気をつけていても、異性化糖入りの甘いお菓子を食べているなら、知らずしらずのうちに口にしていると思っていいでしょう。

遺伝子組み換え作物の危険性を示す研究論文はいくつもあります。その一方で、遺伝子組み換え作物を活用したい企業や政府は「安全だ」と喧伝《けんでん》しています。しかし、その安全の根拠は遺伝子組み換え作物を世界に送り出した企業が行なった実験データですから、バイアスがかかっている懸念があります。

安全性が確認されていないものは口にしないほうがいい。私はそう思います。

老化物質がつくられ、動脈硬化が進行しやすい

果糖は老化を促すＡＧＥｓ（終末糖化産物）がつくられやすく、動脈硬化が進行しやすいので、脳卒中や心筋梗塞《しんきんこうそく》、神経障害、腎臓病、白内障といった病気のリスクが高まります。これらはどれも血管の動脈硬化が関与する病気です。

ＡＧＥｓは体内で糖とタンパク質が結合したときにできる物質で、この反応を糖化（メイラード反応）といいます。

最近の研究で、果糖はブドウ糖に比べて糖化が7〜10倍のスピードで起こることがわかっています。糖化が起こると、すべての細胞の老化が促進されます。**ＡＧＥｓは血管、皮膚、内臓、神経などすべての臓器や器官でつくられるので、全身が老化してしまうということです。**ちなみに、血管が老化して硬くなり、内腔が狭くなった状態が動脈硬化です。

いずれにせよ、ＡＧＥｓは体内の老化を促し、病気のリスクを高める物質です。体内でつくられる量は少ないほうがいいのですから、合成を促す果糖はなるべく避けた

ほうが安心です。

そのほかにも、影響を受けやすい環境下でという条件つきですが、果糖の摂取が発ガンを加速させることを示唆する研究報告もあります。

記憶力の低下をもたらす

糖質の摂取は認知症のリスクを高めますが、果糖は神経細胞に直接作用して、記憶力を低下させるといわれています。カリフォルニア大学ロサンゼルス校のフェルナンド・ゴメツピニラ博士らの研究チームは、ラットで次のような実験を行ないました。

1日1リットル炭酸飲料を飲んだときに相当する果糖溶液を、ラットに6週間摂取させて記憶力の試験を行ない、神経細胞を調べたのです。

実験の結果、果糖を摂取したラットは記憶力が低下し、迷路試験を解くのに通常の2倍以上の時間を要しました。さらに、視床下部《ししょうかぶ》では700以上、海馬《かいば》で200以上の遺伝子が異常なパターンを示したのです。

脳のためにも果糖の摂取は避けましょう。

COLUMN

超加工食品の急増は1970年代から

かっぱえびせんやマーブルチョコなどのお菓子が登場したのは1960年代のことです。70年代に入ると、キャラメルコーンやきのこの山、ハイチュウ、とんがりコーン、うまい棒など種類がぐんと増えています。超加工食品は高度成長期、特に70年を境に急増した、私はそう感じています。

70年代は日本の食生活が大きく変わりました。70年は大阪万博が開かれた年です。国際色豊かな各国のレストランが出店して注目を集めました。その影響もあり、同じ時期にケンタッキーフライドチキンやマクドナルド、すかいらーくなどファストフードやファミリーレストランが日本に初出店しています。さらに、ダイエー、ファミリーマート、セブン-イレブンなどスーパーやコンビニエンスストアも誕生しました。

当時は所得がどんどん増え、食事に関しても、便利さを求めて外食したり、レトルト食品や惣菜を利用したりするようになっていました。いわゆる大量生産・大量消費の時代です。

生産量を高めるため、メーカーが工夫した結果、急増したのが超加工食品です。超加工食品は食品メーカーにとって、食べ物というよりも利益を生み出す商品です。

利益や利便性を追求した結果、高度に加工された不自然な食べ物ができてしまったように感じてなりません。

犯人 3

人工甘味料

糖質ゼロに潜む危険。
ノンカロリーや糖質オフなら
中毒にならない、
なんてことはありません。

人工甘味料ってどんなもの？

その名の通り、人工的につくられた甘味料

人工甘味料は、砂糖に代わる甘味料として人工的につくられた糖です。血糖値を上げないといわれ、糖質オフ、糖質ゼロと謳《うた》うお菓子類に使われていますが、最近になって危険性が指摘されるようになりました。

人工甘味料にはいくつか種類がありますが、私がもっとも危険視しているのがアスパルテームです。アミノ酸由来の人工甘味料で、甘みはショ糖の100～200倍。生理学的な熱量はわずかなため、日本でもダイエット飲料や糖質オフ食品、ガムなど600品目以上の食品や飲料に使われています。

アスパルテームは普及率が世界一の人工甘味料で、世界120カ国で認可されています。もともとは、アメリカのサール薬品が胃酸分泌を促すガストリンというホルモ

【代表的な人工甘味料】

名称	特徴
アスパルテーム	ショ糖の100～200倍の甘みがある。アミノ酸由来で、日本では食品添加物に指定されている。
アセスルファムカリウム（K）	ショ糖の約200倍の甘みがある。虫歯になりにくい、ほかの甘味料と併用すると甘みが増す。日本では食品添加物に指定されている。
スクラロース	ショ糖の約600倍もの甘みがある。カロリーゼロで、血糖値を上げず、虫歯にもなりにくいとされている。日本では食品添加物に指定されている。
サッカリン	ショ糖の200～750倍の甘みがある。水に溶けにくいので、加工されてサッカリンナトリウム（サッカリン酸ナトリウム）として利用される。
ネオテーム	ショ糖の7000～1万3000倍の甘さがある。アミノ酸由来。日本では2007年に食品添加物の認可を受けた。ネオテームをもとに開発された人工甘味料「ミラスィー」もある。
ズルチン	以前は人工甘味料として利用されていたが、中毒事故、発ガン性、肝機能障害などが指摘されて使用禁止となった。
チクロ	サイクラミン酸ナトリウム（シクロヘキシルスルファミン酸ナトリウム）の通称。以前は人工甘味料として利用されていたが、発ガン性や催奇形性（胎児に奇形を生じさせる性質）が指摘されて使用禁止となった。

ンの合成研究を行なっているときに強い甘み物質を発見したことが発端です。

現在の製法を開発したのは日本の企業で、日本、アメリカ、カナダ、ヨーロッパで特許を持っています。日本では天然に存在しない添加物に分類されていて、アステルパームを使用した食品には「L－フェニルアラニン化合物である旨又はこれを含む旨の表示義務」があります。

リスクを伴う〝不自然な甘さ〟

人工甘味料は白砂糖の数百倍、数千倍の甘さがあります。最近では、一万倍以上という異常な甘さを持つ人工甘味料が開発されています。

使用量が少なくすむのでコストダウンになりますし、昨今の流行《はやり》である糖質制限にも役立ちます。食品を製造する企業にとってはいいことずくめですが、消費者にとってはどうでしょうか。

繰り返しになりますが、精製度が高くなると体への弊害が出てきます。中毒性も心配ですが、人工甘味料に関しては、それ自体が体に悪影響を与えるという指摘もあります。不自然な食べ物にはリスクが伴う、私はそう考えています。

初期に開発された人工甘味料であるズルチンやチクロは、中毒性、発ガン性、肝機能障害、催奇形性《さいきけいせい》など深刻なトラブルが指摘され、現在は使用禁止となっています。

いま認可されている人工甘味料のなかにも、こうしたリスクを抱えているものがあるかもしれません。やはりリスクを伴います。

糖質オフ、糖質ゼロのお菓子は要注意

体重や血糖値が気になる人のなかには、「カロリーオフ」「カロリーゼロ」「糖質オフ」「糖質ゼロ」などと表記されたお菓子だから大丈夫と思っている人がいます。

カロリーがないから太らない、血糖値も上げないといわれていますが、人工甘味料で「肥満する」「血糖値が上がる」という研究報告がいくつもあります。

中毒という点で考えても、近年人工甘味料への不安が叫ばれているにもかかわらず、それでも多くの人が不自然なお菓子を食べ続けてしまうのは、すでに重度の中毒状態だからではないかと心配になってしまいます。

なぜ、人工甘味料でお菓子中毒に陥るの？

インスリンとレプチンの放出を促す

アスパルテームの主成分は、フェニルアラニンとアスパラギン酸という2つのアミノ酸です。フェニルアラニンは食事で摂取する必要がある必須アミノ酸のひとつですし、アスパラギン酸は成長を促すアミノ酸でアスパラの芽に含まれています。

どちらも、私たちがふだんの食事から摂取している栄養素で、それ自体にはなんの問題もありません。**やはり精製されたものを摂ると過剰摂取になるので、弊害が出てしまうのでしょう。**

実は、フェニルアラニンとアスパラギン酸にはインスリンとレプチンの分泌を促す作用があることがわかっています。

果糖の項目でも登場しましたが、インスリンは血糖値を下げるホルモンで、レプチンは食欲を抑制するホルモンです。分泌量が増えることは、血糖値を下げ、食欲が抑制されるのでいいことのように感じるかもしれませんが、**過剰に分泌され続けると、やがて作用が効きにくくなる「抵抗性」が生じてしまいます。**

インスリン抵抗性が生じると血糖値が下がりにくくなって高血糖状態が続き、レプチン抵抗性が生じると食欲抑制がうまく作用せず食べ続けることになります。

同じ量を食べても、次第に満足できなくなる

フェニルアラニンは、天然に存在する化合物であるL－フェニルアラニンと、化学合成で人工的につくられるD－フェニルアラニンがあります。このうち、食品に添加されるほとんどが、L－フェニルアラニンです。

L－フェニルアラニンは体内でL－チロシンに変換された後、ドーパミン、ノルアドレナリン、アドレナリンといったホルモンの原料となります。**ドーパミンは心地よいと感じたときに分泌される報酬系ホルモン。中毒に関係が深いホルモンです。**

ホルモンもインスリンやレプチンと同じです。適度に分泌されているときは問題な

いのですが、過剰になると徐々に効きにくくなります。

お菓子中毒でいうと、同じ量のお菓子を食べても満足できなくなり、食べる量や回数がどんどん増えてしまうのです。

ドーパミンもアドレナリンも私たちが生きていくうえで必要なホルモンですが、過剰に分泌されると弊害が生じます。

「過ぎたるは猶《なお》及ばざるがごとし」という言葉がありますが、精製度が高いものを摂っていると、ホルモンの過剰分泌など、「過ぎたる」リスクが非常に高まるのです。

人工甘味料を代謝できない人もいる

人工甘味料のアスパルテームの主成分のひとつであるフェニルアラニンには、ほかにも注意すべき点があります。**それは、体内でフェニルアラニンを代謝できない人がいることです。**

「フェニルケトン尿症」という病気で、約8万人に1人の割合で発生するといわれています。この病気は、フェニルアラニンをチロシンに変換させる酵素の働きが生まれつき弱く、フェニルアラニンを摂ると代謝できず、体内に蓄積してしまいます。フェニルアラニンが蓄積すると、精神の発達に障害をきたし、髪の毛や皮膚の色が薄くなってしまいます（日本では生後数日経ってから行なわれる「新生児マススクリーニング検査（先天的な病気を持っていないかを調べる検査）」の対象となっているので、症状が出る前に診断されることがほとんど）。

フェニルアラニンが含まれているアステルパームは、患者さんが口にしてしまうとそれだけ危険なため、アスパルテームを使用している商品には「アスパルテーム・L－フェニルアラニン化合物」と表記することが義務付けられているのです。

もちろん、たとえ体内でフェニルアラニンを代謝できる人でも、危険性が疑われるものは口にしないほうがやはり安心です。政府や企業は微量に摂取する程度なら健康への被害はない、安全であると説明していますが、過去に認可が取り消された人工甘味料があることを考えると、その評価が覆《くつがえ》らないと保証されたわけではありません。

リスクのあるものは自分で調べて判断する。そして、できるだけ体に入れない。自分の体を守るために、こうした自衛の意識が必要だと感じています。

人工甘味料がもたらすダメージ

「カロリーゼロだから太らない」はウソ⁉

政府や企業は、人工甘味料を摂取しても「血糖値が上がらない」「肥満しない」と太鼓判を押しています。ところが、実際のところ人工甘味料を摂ると、肥満するし、糖尿病にもなる、という研究報告がいくつもあるのです。**人工甘味料がダイエットや高血糖状態の改善に役立つと、安易に摂取することはおすすめできません。**

ケンブリッジ大学の今村《いまむら》文昭《ふみあき》博士らの研究チームは、これまでに報告されている加糖飲料、人工甘味料入り飲料、フルーツジュースの摂取と糖尿病の発症に関する17件の観察研究の結果を包括的にまとめたレビュー論文を発表しました。

17件の研究では合計3万8253人を平均3・4～21年間追跡調査しています。

これらの研究データを統合し、そのほかの肥満原因も考慮したうえで解析した結果、

飲まない人と比べた糖尿病のリスクは、加糖飲料を飲んでいたグループで13％増、人工甘味料のグループで8％増、フルーツジュースのグループで7％増となっています。

ダイエットや糖質制限に人工甘味料入りのドリンクやお菓子をすすめる研究者もいますが、私は有益ではないと思っています。甘い飲み物をやめて緑茶やブラックコーヒーにするほうがはるかに健康的です。

腸内環境に悪影響を与え、肥満や糖尿病のリスクを高める

イスラエル・ワイツマン研究所のエラン・エリナフ博士らの研究チームは、サッカリン、アスパルテーム、スクラロースなどの人工甘味料が、カロリーがゼロでも、耐《たい》糖能異常《とうのういじょう》（糖尿病と診断されるほどではないが、血糖値が正常より高い。空腹時は正常だが食後に高血糖状態に陥りやすい）を引き起こすことを、実験で証明しました。

研究チームは、砂糖を人工甘味料に置き換えても体重が減らない原因を長年追求。人工甘味料の大半が胃で吸収されずに腸に届くことから、人工甘味料が腸内細菌に及ぼす影響にその秘密があるのではないか、と推察してマウスで実験を行ないました。

まず実験では、抗生物質で腸内細菌を一掃したマウスに、人工甘味料を与えました。するると、腸内細菌のいないマウスでは、耐糖能異常が起こらないことがわかりました。

次にこの腸内細菌が一掃されたマウスに、人工甘味料を与えた別のマウスの腸内細菌を移植すると、先ほどと異なり、マウスは耐糖能異常を起こすようになったのです。

この実験によって、人工甘味料と腸内細菌、耐糖能異常の関係性に注目した研究チームは、さらにマウスの腸内環境を調べ、**人工甘味料を投与されたマウスの腸内細菌が、肥満や糖尿病を発症しやすい組成に変化していることを突き止めました。**

この後、研究チームは、ヒトでも同じことが起きるか調べるため、7人の健康な男女を対象に、1日あたりで摂取していい最大量の人工甘味料を摂取することを5日間続けてもらいました。結果は、7人中4人で耐糖能の著しい低下が認められ、腸内細菌の構成も大きな変化が認められました。

この一連の実験から、人工甘味料が減量に役立たず、かえって肥満や血糖値の上昇に一役買っている可能性があることが、浮きぼりになったのです。

アスパルテームと脂肪のダブル摂取は危険！

マサチューセッツ総合病院のリチャード・ホーディン博士らの研究チームは、アスパルテームが分解されるときにできるフェニルアラニンが、小腸にあるアルカリホスファターゼという酵素を阻害する点に着目しました。

アルカリホスファターゼにはメタボリックシンドロームの予防効果があることが確認されているので、アスパルテームがその作用を阻害することでメタボリックシンドロームを悪化させているメカニズムを説明しようとしたのです。

研究チームはマウスを４グループに分け、４週間にわたり、①通常食＋水、②通常食＋アスパルテーム、③高脂肪食＋水、④高脂肪食＋アスパルテームを摂取させました。**その結果、通常食のマウスは①も②も体重が変わりませんでしたが、高脂肪食のグループはアスパルテームを摂取したグループだけ体重が増えていました。**

さらにアスパルテームを摂取した②④グループは、どちらも血糖値が高く、耐糖能異常を示しました。人工甘味料は糖尿病リスクを高めます。やはり危険ですね。

COLUMN

忍び寄るマイルドドラッグの恐怖

マイルドドラッグとは、ふだん何気なく口にしていて、知らずしらずのうちに中毒に陥るもののことです。

ドラッグで有名なのは、コカインやヘロイン、覚醒剤など激しい中毒性があり著しく人体に害を及ぼす「ハードドラッグ」でしょう。これらは日本では使用はもちろん、所持や製造も厳しく規制されています。

また、ハードドラッグより中毒性が低いマジックマッシュルームやマリファナなどは「ソフトドラッグ」と呼ばれています。

これらの中毒性や危険性を認識している方は多いでしょう。しかし、マイルドドラッグについてはまだそれほど認知されていません。だからこそ、私は危険だと感じています。

マイルドドラッグのなかでも中毒性が高いものが、ニコチン（タバコ）とアルコールです。この２つは「依存症」をもたらす原因であり、診断基準を満たした場合は病院で治療を受けることが認められています。つまり、病気の一種です。

一方、食品に含まれるマイルドドラッグは、ニコチンやアルコールほど高い中毒性はありませんが、「中毒性がある」と認識している人が少ないので、好きなだけ食べ続けて気がつかないうちに中毒に陥ってしまうというリスクがあります。マイルドドラッグの恐さは、ジワジワと忍び寄ってくる点です。

犯人④

小麦

麻薬に匹敵する中毒をもたらす小麦。
ドーナツや菓子パンがやめられないのは中毒です。

小麦ってどんなもの？

現代の小麦は、本来の小麦とまったく別もの

アメリカやヨーロッパでは健康のために「グルテンフリー（グルテンを含む小麦を摂らない食事）」を意識して、実践している人が少なくありません。日本でもグルテンフリーについて徐々に認知が広がってきています。

グルテンフリーが注目されるきっかけになったのは、プロテニスプレーヤーのジョコビッチやハリウッドセレブが実践して、その効果を次々と体験談として公表したからです。私も、グルテンフリーに関する翻訳本を監修しました。

それまでヘルシーとされてきた全粒粉《ぜんりゅうふん》の小麦が、内臓脂肪の蓄積を促して糖尿病や心臓病、認知症を誘発するというセンセーショナルな事実が知られるようになったのは、それほど前のことではありません。

アメリカではグルテンを摂ることで起こるさまざまな不調は「グルテン過敏症」と呼ばれ、グルテンを摂らない「グルテン除去」がもっとも効果的な治療法とされています。なかでも、アレルギー反応によって腸の粘膜《ねんまく》に炎症が起こる「セリアック病」は、当初はグルテン過敏症に含まれていましたが、患者数が急増していることなどからひとつの病気として認知されています。

セリアック病はここ20年ほどで急増していて、最近の報告ではアメリカ人の約100人に1人がセリアック病を発症していると報告されています。アメリカでグルテンフリーの食品が増えたのは、患者が急増して需要が高まったからです。

とはいえ、グルテンフリー食品はコーンスターチや米でんぷん、じゃがいもでんぷん、タピオカでんぷんなど精製度の高い原料が使われているものが多いので、「グルテンフリーだから安心」ということでもないと私は思います。

アメリカを代表する循環器疾患予防の権威であるウイリアム・デイビス博士は、著書で「小麦を断つことが健康で長生きをするための基本条件」と主張するくらい、小麦の弊害を問題視しています。

品種改良を重ねて生まれた〝不自然な小麦〟

こう聞くとまるで小麦が悪者のように感じるかもしれません。でも、そうではありません。砂糖と同じく、不自然に加工された結果、私たちの健康を脅《おびや》かす食べ物になってしまったのです。

1960年代まで私たちが口にしていた本来の小麦は、いまはほとんど流通していません。**現在、つくられている小麦は交配に交配を重ねたうえに、遺伝子組み換えが行なわれた結果、本来の小麦とは似て非なるものになってしまいました。**

私が特に問題視しているのが、雨や風があっても倒れにくく、収穫高が上がるように品種改良されたことです。この品種改良によって、小麦はグルテンというタンパク質がそれまでに比べて過剰に含まれるようになりました。

グルテンは体内に入るとさまざまなタンパクに分解されます。このタンパクが免疫機能のバランスを崩したり、腸の粘膜の炎症を引き起こしたりして、全身の不調を引き起こします。

フワフワ感があるお菓子は危ない！

もちろん、小麦に含まれるグルテンの量は品種によって異なります。グルテン過敏症を急増させたアメリカ産の小麦は、もっとも危険視していますが、カナダ産なども安心できません。

食べているお菓子にグルテンが含まれているかどうかは、食感で判断しましょう。グルテンは小麦製品のフワフワした食感を出してくれます。

つまり、原料に小麦を使っていて食感がフワフワしているものは、グルテンをたっぷり含んだ危険なお菓子ということになります。

小麦が原料の食べ物の代表はパンです。そういえば、昔のパンは噛みごたえのあるずっしりとしたパンでした。ヨーロッパに滞在したときには、そうしたパンを食べた記憶があります。ドイツパンはずっしり重いですし、フランスのバゲットも折れないくらいかたいパンです。一方、日本ではフワフワした食パンや菓子パンのほうが好んで食べられています。このフワフワしたパンも小麦中毒を増やしています。

なぜ、小麦でお菓子中毒に陥るの？

グルテンからできる分解物は、脳に直接作用する

グルテンを多く含む小麦は、確実に中毒をもたらします。これは、科学的に証明された、間違いのない事実です。

グルテンを食べると、胃でポリペプチド混合物というタンパクに分解されるのですが、やっかいなことに、この物質は、血液脳関門（脳に有害な物質が入らないように、脳と脳以外を流れる血液を隔《へだ》てるフィルター）を突破することが、アメリカの国立衛生研究所（ＮＩＨ）のクリスティン・ジオドロ博士らの研究でわかりました。

本来、タンパクのような分子が大きいものは血液脳関門を突破できません。ブドウ糖やアミノ酸、ケトン体など、神経細胞に必要なものだけが厳選され、脳の中に入ることをゆるされているのですが、グルテン由来のタンパクである小麦ポリペプチドは、

この関所を通過できてしまうのです。

さらに、この小麦ポリペプチドは、血液脳関門を突破後、脳のモルヒネ受容体と結びつき、麻薬と同等の中毒症状を引き起こすことがわかりました（このモルヒネ受容体は、アヘンやモルヒネ、ヘロインを摂取したときに結合する受容体と同じもの）。

ジオドロ博士らはこの小麦ポリペプチドを「エクソルフィン」と名付けました。

エクソルフィンには、麻薬に匹敵する中毒性がある

研究者らは統合失調症の症状が悪化したケースが、小麦から生じるエクソルフィンが原因ではないかという仮説を立て、実験動物にナロキシンという薬を投与したところ、エクソルフィンの脳への作用が遮断されることがわかりました。

ちなみに、ナロキシンはヘロイン中毒に陥っている患者に投与される薬です。

麻薬と同じ薬を使うことで脳への作用が遮断されるということは、麻薬と同じように脳に影響を及ぼすということになります。

小麦粉を使ったお菓子を食べたときに感じる幸せな気持ちは、小麦に含まれるエク

ソルフィンが脳に直接作用して快感を感じさせているからです。

ジオドロ博士らの研究によると、ふだん小麦を食べている正常な人や食欲を抑えられない人にオピオイド拮抗薬（オピオイド受容体への作用を遮断する薬。モルヒネ受容体はオピオイド受容体のひとつ）を投与すると、食欲が抑えられてカロリー摂取が減少したそうです。アメリカではこのメカニズムを利用した減量薬が認可されていますが、不安感や不快感を伴うという報告もあるので、それほど単純な話ではないでしょう。やはり現代の小麦は「食べると危険」だと感じます。

余談ですが、代表的な麻薬のひとつにヘロインがあります。

ヘロインはアヘン（芥子《けし》の実から採取した果汁を乾燥させたもの）に含まれるモルヒネからつくられる麻薬です。モルヒネはガンなどの痛みを和らげるために医療の現場で使われていますが、モルヒネを精製したヘロインはより強力な鎮痛作用や中毒性をもたらすため、法律で使用が禁止されています。これも精製することで中毒性が増すことをよく示しています。

【ドーナツだって中毒になる！】

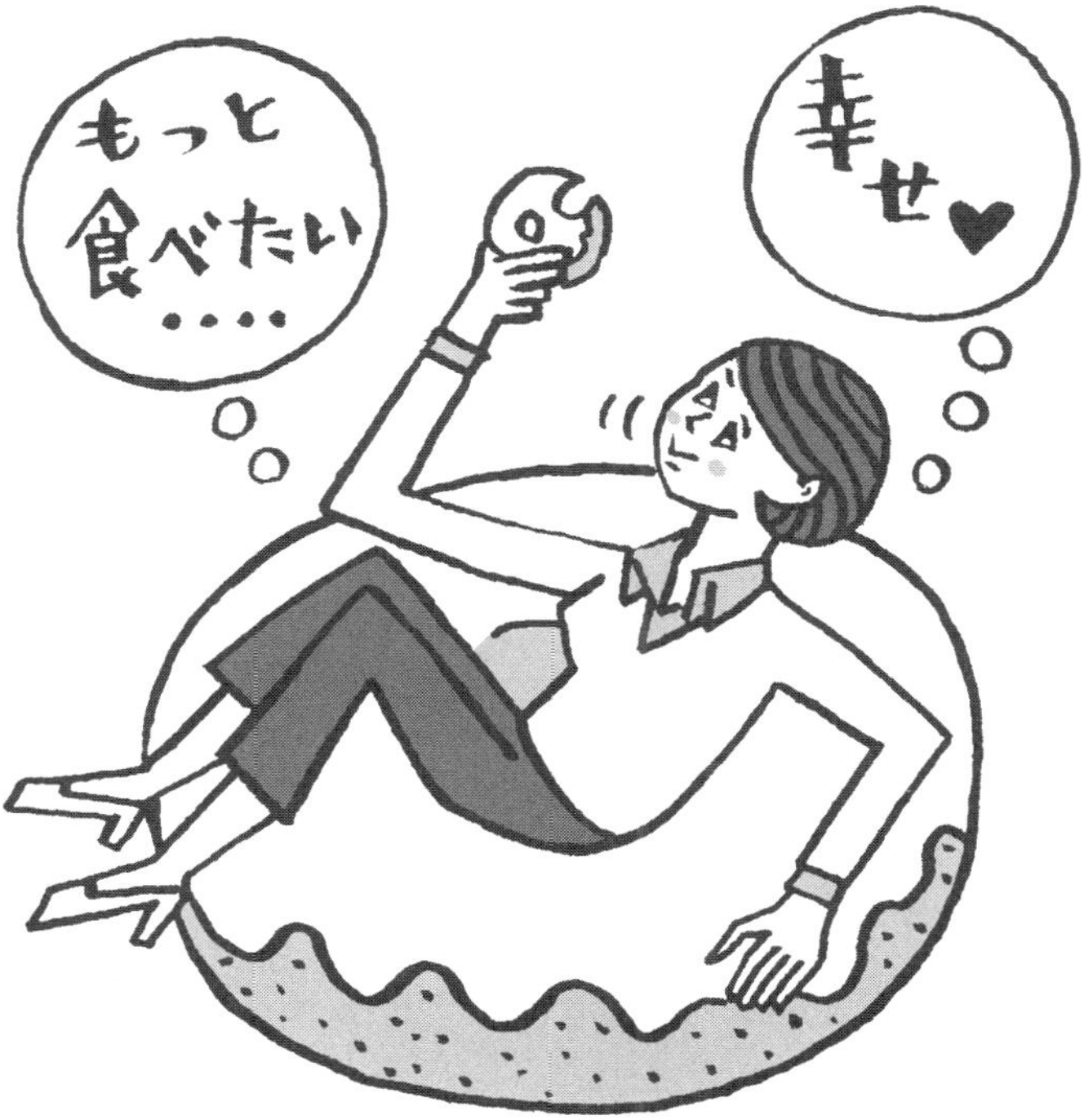

小麦粉が原料のお菓子に夢中なあなた

コカインと同じような
中毒状態に陥っています！

小麦がもたらすダメージ

ありとあらゆる不調を起こすグルテン

小麦の中毒性はもちろんこわいのですが、**もっとやっかいなのは、グルテンの摂取がさまざまな不調の引き金になることです。**

グルテンはグルテン過敏症、グルテン不耐症、セリアック病などさまざまな病気の要因となります。病名は異なりますが、共通することは、小麦製品（グルテン）を食べたときに不調が起こることと、食べてすぐに反応が現われないことです。

プロテニスプレーヤーのジョコビッチはグルテン不耐症だったのですが、本人は不調の原因が小麦であることに、まったく気がついていませんでした。ジョコビッチの試合をテレビで見た、セルビア（ジョコビッチの祖国）の栄養学者が、試合で倒れた様子を見て、「ぜんそくではない。食べ物が原因の呼吸困難」だと気づいたのです。

検査の結果、その食べ物が小麦に含まれているグルテンであることがわかり、ジョコビッチはグルテン抜きの食事に切り替えました。**すると、慢性的な腹痛がなくなってプレーに集中できるようになったそうです。しかも、体重が自然に5kg減り、体が軽く強くなったうえ、気持ちもすっきりしたそうです。**その後、ジョコビッチは勝利を重ね、押しも押されもせぬ世界的な選手になりました。

腸の炎症を引き起こす

日本ではセリアック病をほとんど見ないのですが、腸の炎症が原因で全身に不調が起こるリーキーガット症候群が増えています。リーキーガットとは日本語で「漏《も》れやすい腸」という意味で、炎症などによって腸の粘膜の細胞と細胞の間に隙間ができ、そこから、本来は血液中に送られない物質が漏れ出すことで不調が起こります。

リーキーガット症候群の要因は小麦だけではないのですが、私は小麦も大きな要因を占めていると思っています。**なぜなら、グルテン過敏症に陥ると体内でつくられる炎症性物質の量が増えるからです。**

認知機能を低下させる

最近の研究で、腸の炎症が認知症のリスクを高めることもわかってきました。

そもそも、腸だけでなく体内に炎症が起こっているのは、体にとっていいことではありません。長寿研究では、体内の炎症の度合いが低いほど寿命が長いことがわかっています。体内の炎症は細胞の老化を促すからでしょう。

さらに、腸に炎症が起こっていると、考えたり、体を動かしたり、細胞をつくるための栄養素を十分に消化・吸収したりすることができません。しっかり食べていても、腸で消化・吸収されていないと栄養不足に陥ってしまいます。

栄養不足は生命活動のエネルギーの枯渇《こかつ》につながります。筋肉が落ち、体をうまく動かせなくなり、認知機能の低下につながります。これらはまさしく認知症の初期症状です。**「もの忘れが多くなった」と感じたとき、小麦製品を絶ってみてください。腸の状態がよくなって栄養を十分に消化・吸収できるようになり、認知機能が改善する可能性があります。**

【リーキーガット症候群は全身に影響を及ぼす】

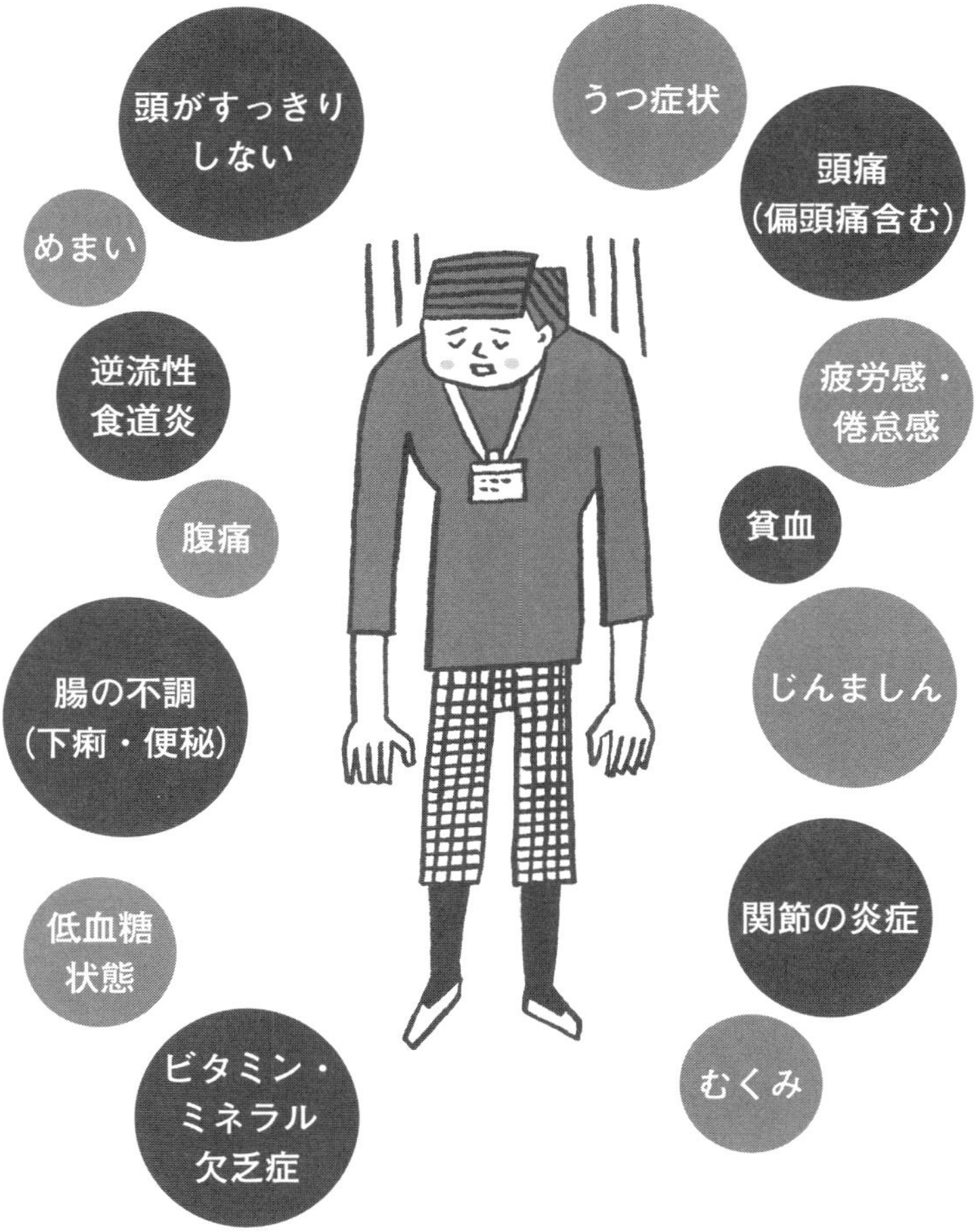
頭がすっきりしない
めまい
逆流性食道炎
腹痛
腸の不調（下痢・便秘）
低血糖状態
ビタミン・ミネラル欠乏症
うつ症状
頭痛（偏頭痛含む）
疲労感・倦怠感
貧血
じんましん
関節の炎症
むくみ

COLUMN

食べる行為そのものが「快楽＝中毒性」

口にしたときに「心地いい」と感じさせるものは、すべて中毒をもたらす可能性があることを覚えておきましょう。

中毒に関係しているドーパミンは、快感を覚えたときに脳内に増えています。ランニングをしたり、笑ったり、セックスをしたり、食事を摂ったりするときに分泌が促されます。

とはいえ、運動が嫌いな人もいますし、笑えない気分のこともありますし、パートナーがいない人もいるでしょう。そんななかで、いつでも、誰でも、すぐにできるのが食べることです。食べることは「おいしい」「幸せ」など、手っ取り早く心地いいと感じられる手段なのです。

食べることは、それ自体が報酬回路を刺激し、「もっと食べたい」という欲求を生じさせます。

さらに、おいしいものほど「もっと食べたい」という欲求を強く感じさせ、報酬回路により一層の強い刺激を与えることになります。

そしてこの「もっと食べたい」は、精製度の高いマイルドドラッグや肥満、ストレスなどによって食欲中枢がマヒしてくると、どんどん止まらなくなります。わかりやすく言えば、ブレーキが利かず、アクセルをふかしている車のようなものです。こうなると、完全に中毒状態に陥ってしまっています。

犯人 5

食塩

塩気のあるお菓子にも、
食べ始めると止まらなくなる魅力が。

食塩ってどんなもの？

生命維持には、微量な塩が必須

ここまでは甘いお菓子の中毒性についてお話ししてきました。「お菓子＝甘いもの」というイメージがありますが、実はしょっぱいお菓子も危険です。

まず、塩の役割について知っておきましょう。

私たちの体は一定量の塩分（ナトリウム）を必要としています。ただし、大量には必要としていません（大人の体内の塩分量は、体重の０・３～０・４％程度といわれている。60kgの人なら約２００g）。

そのため、食事で摂取した塩分量が多いときには、尿とともに体外に排出され、一定に保たれるようにコントロールされているのです（反対に、摂取量が少ないときには、腎臓《じんぞう》で再吸収されて尿中に排出される量が減るようにコントロールされている）。

また、体内のナトリウム濃度は、血液やリンパ液などの細胞外で高くなる一方、細胞内ではカリウムが多くなり、ナトリウムの濃度が低くなる仕組みになっています。

このシステムによって、塩分過多で細胞内のナトリウムが増えたときには、カリウムが細胞外にナトリウムを送り出すと同時に、血液中のカリウムが細胞内に取り込まれ、濃度が一定になるように調節されるのです。

このように、ナトリウムとカリウムはそれぞれの濃度差を利用して、細胞の内側と外側を行き来し、その際に栄養素や老廃物の受け渡しも行なっています。つまり、体にとってナトリウムとカリウムのバランスは非常に重要なのです。

ところが、日本人はこの機能が追いつかないほどに、塩分摂取量が多いことが報告されています。

WHO（世界保健機関）のガイドラインでは、生命維持のために食事で摂取する必要がある塩分は、1日0・5～1・3gとなっていますが、平成28年の「国民健康・栄養調査」の結果では、日本人の1日あたりの平均食塩摂取量は9・9gとなっています。

実は、日本は世界でも塩分を多く摂取している国で、近年、過剰摂取による健康への弊害が指摘されているのです。

自然な塩と精製塩（食塩）の違い

過剰摂取による健康被害もあるのですが、加えて大きな問題は、日本で使われている塩のほとんどが、塩化ナトリウム濃度が99・5％以上を占める、高度に精製された化学的な塩であることです。

スーパーなどで販売されている「食塩」がこの化学的に合成された塩です。

純度99・5％以上がナトリウムということは、カリウムやマグネシウム、カルシウムなど、伝統的な製造方法でつくられていた頃の塩に含まれていたミネラルが、ほぼ除去されていることになります。

コストを抑えて効率よく不純物を取り除いた結果、体に必要なミネラルまで失われてしまったのです。白砂糖とまったく同じパターンですね。

伝統的な塩の製造方法はいくつかあります。周囲を海に囲まれた日本では、海水を原料にして塩をつくってきました。もっとも原始的な塩の製造方法は、海藻を使って濃度の濃い海水をつくり、それを土器で煮詰めて結晶化させる「藻塩焼《もしおや》き」です。

その後、人工的につくった塩田に海水を運んで塩分を多く含む砂をつくり、その砂を海水で洗い流して濃度の高い塩水（かん水）にして、大きな釜で煮詰めて結晶化させるようになりました。この製法は、平安時代にはすでに行なわれていたそうです。

このように、段階を踏んで結晶化させた塩は、マグネシウムやカリウム、カルシウムなどのミネラルが含まれている自然な塩です。

ビタミンやミネラルがない食塩は危険

もともとヒトは多くの塩分を必要としていないところに、ナトリウムの濃度を高めた食塩を摂っているのですから、体にいいはずがありません。ナトリウムとカリウムのバランスが崩れてしまいます。

塩分の過剰摂取については、食事の濃い味付けが問題だと指摘されますが、私は、しょっぱいお菓子を食べることも影響していると思います。

なぜ、食塩でお菓子中毒に陥るの？

ラットの実験では塩分で食欲が増進

塩分が中毒をもたらすというエビデンスは、いまのところラットの実験でしか確認されていません。

しかし、その実験の報告によると、快感を生み出すドーパミンが塩分に反応してシグナルを伝達することや、オピオイド（モルヒネに似た作用がある物質）を投与すると塩をドカ食いするようになることが確認されています。

とはいえ、これはあくまでもラットの実験であり、ヒトでは塩分を多く摂取してしまうかどうかは、育った家庭の味などの要素も大きいでしょう。

子どもの頃から培《つちか》われた、食に対する経験（学習）による味覚の好みが、影響していると考えられています。

濃い味に慣れると薄味では満足できない

乳児は、生後4カ月から6カ月頃に口にした食べ物に含まれる塩分で塩の好みを確立します。離乳食に塩分を加えないのは、この頃から濃い味を口にして慣れてしまうと、将来、味付けの濃い食事を好むようになってしまうからです。

また、離乳食で濃い味に出合わなくても、前述の通り育った家庭の味付けが濃いようなら濃い味を好むようになりますし、成長して外食する機会が増えれば濃い味付けに慣れてしまいます。これは、塩分の好みが経験で変わるからです。

この〝経験〟の理論でいえば、薄味を食べるようになれば、そのうち抵抗なく薄味に切り替えられるはずなのですが、実際にはそうできない人が多くいます。**もし、しばらく試してみて薄味ががまんできないなら、あなたは塩中毒の危険性があるのです。**

塩分が中毒性をもたらすエビデンスがまだなくても、精製物が中毒をもたらすことは白砂糖、異性化糖、人工甘味料などの例からも明らかです。精製した濃度の高い食塩を摂っていれば、無意識のうちに中毒に陥ることは十分想像できます。

しょっぱいスナック菓子が止まらない要因のひとつは、間違いなく食塩です。

濃い味のおかずだと、ごはんが止まらなくなる

お菓子中毒ではないのですが、食塩の中毒性を示すよい例が「白米中毒」です。実は、私は過去に『白米中毒』（アスペクト）という本を出版したことがあります。

当時、糖尿病の急増や耐糖能異常の要因のひとつにごはんの食べ過ぎがあることを憂慮し、ごはんを食べずにいられない状態を「白米中毒」と断言しました。刊行直後、白米が主食の日本ではかなり批判もありましたが、5年以上経ったいま、糖質制限が普及して量を控えたり、食べる順番を変えたりなど、主食の食べ方が変わりました。

そして、実はこの白米中毒は、塩中毒と深く関係しています。

というのも、**塩分が多い味付けの濃いおかずがあるからごはんが食べたくなり、ごはんをたくさん食べるために、さらに濃い味付けを好むようになる堂々めぐりに陥っているからです。**「卵が先か、鶏が先か」ではありませんが、白米にも塩にも中毒性があります。白米中毒の患者さんの話を聞くうちに、負の連鎖が見えてきました。

【ごはんが進みすぎるおかずに要注意！】

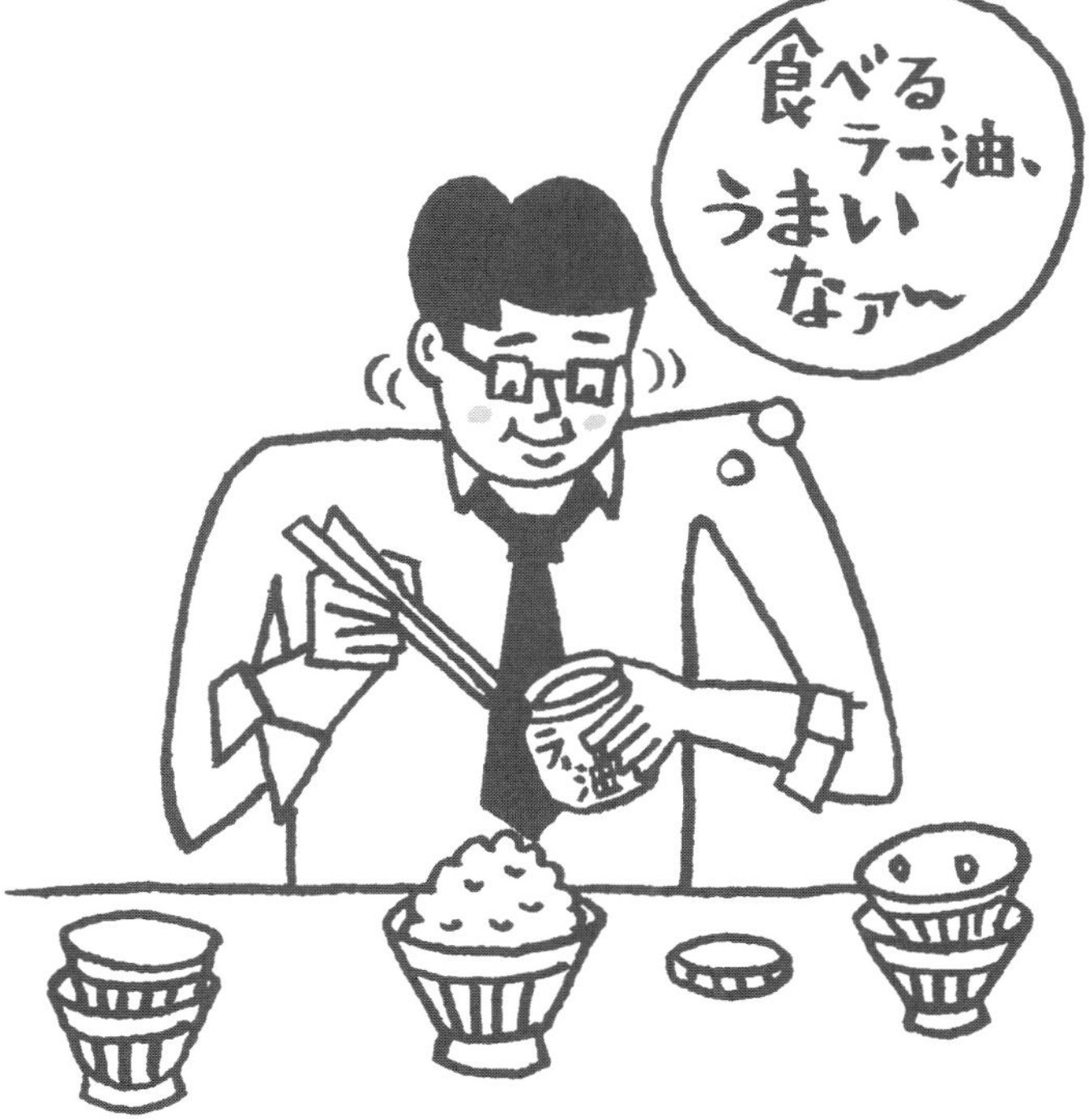

塩気の強いおかずとごはんの組み合せは、

塩中毒と白米中毒の
エンドレスループに！

食塩がもたらすダメージ

血圧を上昇させる

いうまでもありませんが、塩分の摂取量が多くなると高血圧を招きます。

先ほど、体内のナトリウム濃度は一定になるよう調整されているといいましたが、食事で塩分をたくさん摂ると、血液中のナトリウム濃度が一時的に高くなります。

すると、体は血液中のナトリウム濃度を下げるために水分を欲します。濃い味付けのものを食べたあとにノドが渇くのはこのためです。

水分を摂ると血液中のナトリウム濃度は下がりますが、血管を流れる血液の量が増えます。**たくさんの血液を送り出すために心臓に負担がかかりますし、心臓からたくさんの血液を送り出すため、血圧が上昇します。**

これが塩分を過剰に摂取すると、高血圧になるカラクリです。

脳卒中や心筋梗塞のリスクが高まる

血圧が高い状態が続くと、血管壁に負担がかかり、動脈硬化が進行します。すると血管のしなやかさや弾力が失われて、血管の老化による血圧の上昇が起こります。

過剰な塩分摂取が高血圧を招き、高血圧が血管を老化させてさらなる高血圧を招く。ここでも負のスパイラルに陥ります。

こうなると、血管は硬く、もろくなって、切れたり、詰まりやすい状態に陥ります。脳の血管が切れると脳出血、脳の血管が詰まると脳梗塞、心臓の血管が詰まると心筋梗塞を引き起こし、突然死や寝たきりなど深刻な状態になりかねません。

高血圧は糖尿病と同じく、発熱や痛みなど自覚症状がありません。**塩分の摂り過ぎは、自分の気がつかないうちに血圧が高い状態が続き、血管がボロボロになって脳卒中や心臓病に倒れて寝たきりになったり、ある日突然心臓が止まったりするリスクをはらんでいます。**

そんなことから、高血圧は〝静かな殺し屋〟〝サイレントキラー〟などと呼ばれることもあります。

塩分の過剰摂取が胃ガンのきっかけに

塩分が胃ガンのリスクを高めることも、さまざまな研究で明らかになっています。

これは2つ理由があり、高濃度の塩分が胃粘膜を傷つけるという直接的な要因と、高濃度の塩分が胃粘膜の保護バリア機能を低下させて傷つきやすくするという間接的な要因があります。

塩分を過剰に摂取すると胃粘膜が傷つきやすくなって、炎症を起こしたり、発ガン性物質が胃粘膜に直接触れる機会が増えたりして、胃ガンが発症しやすくなるのです。

そしてもうひとつ、ピロリ菌の感染と塩分の過剰摂取が重なると、胃ガンのリスクが跳ね上がることもわかりました。このメカニズムを解明したのは、藤田医科大学医学部の塚本徹哉《つかもとてつや》准教授です。

塚本准教授の研究によると、胃粘膜が過剰な塩分によって傷つきやすくなっているうえに、過剰な塩分で胃粘膜の濃度がピロリ菌の増殖しやすい環境に変わると、胃ガンの発症リスクが増大するとのことです。

胃ガンになりたくないなら減塩が大事です。

ミネラルバランスが崩れ、さまざまなガンのリスクも高まる

これは細胞レベルでの話になるのですが、「細胞内のナトリウム濃度が高くなると細胞の老化や障害が進み、ガンなどのリスクが高くなる」という研究報告があります。**実際、ガン細胞を調べるとナトリウムが非常に多く、カリウムが少ない傾向にあることがわかっています。**

細胞内のナトリウムとカリウムのバランスが崩れることが、発ガンとどう関連しているかは、まだはっきりわかっていませんが、ガンの食事療法のなかには大量の野菜や果物をジュースにして飲んでカリウムを摂り、体内のナトリウムとカリウムのバランスを正常に戻そうとするものがあります。

ガンの食事療法として世界的によく知られる「ゲルソン療法」もそのひとつです。

COLUMN

「ながら食べ」のカウチポテトに要注意！

カウチとは寝椅子のこと。カウチポテトは、もともとは「じゃがいものようにゴロゴロと寝転がって怠惰《たいだ》に過ごすこと」を意味していましたが、ある時期から「テレビを見ながらポテトチップスを食べること」を指すようになりました。どちらにせよ、怠惰なことに変わりはないですね。

わかりきったことではありますが、オメガ６系脂肪酸がたっぷりのポテトチップスを食べ続けていると、肥満や糖尿病のリスクが高まり、あなたの命を縮めます。

カナダのブリティッシュ・コロンビア大学のサンジョイ・ゴッシュ博士らの研究チームは、マウスにオメガ６系脂肪酸を摂取させると行動が怠惰になるという先行研究の結果に着目し、21カ国の女性を対象に、不飽和脂肪酸の摂取量とテレビの平均視聴時間との関連を調べました。

その結果、オメガ６系脂肪酸の摂取量が多い10代前半はテレビの視聴時間が長いのに対し、オメガ６系脂肪酸の摂取量が少ないグループはテレビの視聴時間が短いことがわかりました。

テレビを見ながらポテトチップスを食べるからオメガ６の摂取量が多いのか、オメガ６の摂取量が多いからテレビを長く見るようになるのかは明らかではありませんが、「ながら食べ」はつい食べる量も増えるので、健康にもよくなさそうです。

犯人 6

油

油を多く含むジャンクフードは、
中毒性のある食品の代表です！

油ってどんなもの？

最近大きく変わった、油についての新常識

油については、近年、新しい研究報告が続き、認識がガラリと変わっています。とはいえ、砂糖や塩と同じく、精製した油が危険なことに変わりはありません。まずは油の最新情報について知っておきましょう。

少し前までは、動物性脂質の過剰摂取が動脈硬化を進行させ、脳卒中や心筋梗塞などのリスクを高めるとされてきました。これは、脂質の一種であるコレステロールが血管壁に沈着して動脈硬化が起こるため、脂質が悪者であるとされてきたからです。

ところが、コレステロール値が低いほうが認知症のリスクが高まるといったリスクが明らかになり、「脂質悪玉説」は見直されることになりました。

脳の半分以上は脂質で構成される

コレステロールの数値が低いほうが認知症のリスクが高くなるのは、神経細胞の発達にコレステロールが欠かせないからです。**コレステロールは細胞膜を構成する原料であり、脳にある膨大な神経細胞はコレステロールが不足すると情報を伝達する機能が低下してしまいます。**そのため、最近では認知症予防のためにはコレステロールは低いよりもやや高めのほうがいいという研究者もいるくらいです。

また、現在では、血液中のコレステロールの数値と食事で摂取するコレステロールの量はあまり関係がないことがわかっています。そもそも、コレステロールは体内でも合成されていて、食事から合成されるのは全体の2割程度。コレステロールの数値が高くなるのは、食事で摂取したコレステロール量の問題というより、肥満などによって体内の代謝バランスが崩れることが大きな要因なのです。

さらにいえば、動脈硬化はコレステロールではなく血管の炎症が原因。しかも、この炎症を招くのは、動物性脂質ではなくヘルシーと思われていた植物油でした。

実は、コレステロールは多少高くても、体内で酸化することがなければそれほど問題はありません。そして、このコレステロールの酸化の進行は、体内の炎症度合いによるものなのです。この体内の炎症には、食事で摂取する油の種類が関係しています。

必要なものではあるが、質とバランスに注意

私たちが食事で口にする油は、構成する脂肪酸の種類によって分類されます。**健康のために知っておきたい油は、次ページの4種類です。これらは摂り過ぎても不足しても健康によくありません。必要な油を適度に摂ることが重要です。**

お菓子に含まれている油は、ほとんどがオメガ6系脂肪酸です。オメガ3系脂肪酸は独特のクセがありますし、加熱すると酸化するのでお菓子づくりには向きません。

オメガ9系脂肪酸を含むオリーブオイルや中鎖《ちゅうさ》脂肪酸を含むココナッツオイルは、加熱しても酸化しませんが、独特の風味がありますし、価格も高めです。ヘルシーなお菓子づくりに活用されることはあっても、大量生産には向かないでしょう。

必然的にオメガ6系脂肪酸がよく使われることになります。

【主な脂肪酸とその特徴】

オメガ3系脂肪酸
（EPA・DHA・αリノレン酸）

EPA・DHAは青魚に含まれる脂質。血栓予防や血管を丈夫にして動脈硬化を抑制する。脳を活性化する働きもある。アマニ油やエゴマ油などに含まれるαリノレン酸は、体内でEPAに合成される。

オメガ6系脂肪酸
（リノール酸・γリノレン酸・アラキドン酸）

サラダ油、大豆油、紅花油などに多く含まれている。体内では合成できないので食事から摂取する必要があるが、摂り過ぎるとアレルギー症状を招き、ガンのリスクを高める。現代人は過剰摂取しがち。

オメガ9系脂肪酸
（オレイン酸）

オリーブオイルに豊富に含まれている。体内でも合成されるが食事でも摂れる。体内の炎症に関与しない。加熱しても酸化しにくいので、動脈硬化予防に役立つ。健康長寿に役立つ油としてよく知られる。

中鎖脂肪酸

MCTオイルやココナッツオイルに含まれている。体内で分解されるとケトン体になり、脳や筋肉など全身でエネルギー源として利用される。抗炎症作用があり、認知症予防に役立つ油として知られている。

なぜ、油でお菓子中毒に陥るの？

脂肪のうまみが食欲をアップさせる

肉汁たっぷりの霜降りステーキ、揚げたての唐揚げなど、肉のおいしさを表現するときには、脂たっぷりのイメージがあります。脂が少ないと「パサパサしておいしくない」「コクがない」など、物足りなく感じる人もいるかもしれません。

実は、脂独特のうまみは「脂身の味」といわれ、これまでいわれてきた「甘い（甘み）」「しょっぱい（塩味）」「すっぱい（酸味）」「苦い（苦み）」「うまい（うまみ）」に続く、新たな味覚と呼ばれることがあります。

肉のうまみが中毒をもたらすことがありますが、お菓子に関していえば、脂肪（油）だけが中毒の原因になるケースはあまりありません。

とはいえ、ほとんどのお菓子に油が使われているので、脂質がお菓子中毒の一端を担っていることは疑いようがないでしょう。

これまでのエビデンスでは、脂質だけの依存性を示すものはありません。それは油が単体では摂取しないものだからです。油をなめる人はいませんよね。せいぜい、健康のために、ヘルシーなアマニ油やエゴマ油、オリーブオイルをジュースに入れたり、ドレッシング代わりにサラダにかけたりするくらいでしょう。この場合、中毒に陥る心配はありません。

問題は加工食品に含まれている植物性油脂です。植物性油脂のほとんどは、ショートニング、マーガリン、複数の油を混合して製造される「混合油」など、精製されたものが使われています。あとで述べますが、この精製された油は、中毒だけでなく私たちの健康に大きな弊害をもたらすことがわかり、現在、警鐘が鳴らされています。

さらに、お菓子には白砂糖、小麦、食塩など、中毒性の高いものが油といっしょに使われています。脂質と糖質が多く、砂糖や食塩で濃く味付けされたものは、「ジャンクフード」と呼ばれます。中毒物質がたっぷりのジャンクフードが中毒症状をもたらすことは、ラットの実験で明らかになっています。

ジャンクフードを食べ続けると止まらなくなる

ジャンクフードが中毒をもたらすことを明らかにしたのは、アメリカのスクリプス研究所のポール・ケニー博士です。ケニー博士がまとめた「ジャンクフード（高脂肪食）が脳の報酬回路をオーバードライブさせ、麻薬と同じような中毒性をもたらす」という論文は、２０１０年に「Nature Neuroscience」に掲載されました。

論文によると、ラットの実験を40日間行なったところ、高脂肪食（ジャンクフード）を摂り続けたラットは、麻薬と同じように報酬回路がオーバードライブして食べても満足できなくなり、食欲が止まらずに食べ続けてしまう結果になったのです。

もともとは、肥満に陥ると報酬回路がダメになる、という仮説を証明するための実験でしたが、肥満させるためにジャンクフードを摂らせたところ、結果としてジャンクフードが薬物中毒と同じメカニズムで中毒性をもたらすことが証明されたのです。

スナック菓子やケーキ、ドーナツなどのお菓子は高脂肪なもの、つまりジャンクフードです。この実験結果はそのままお菓子の中毒にも当てはめられると思います。

【ジャンクフードを食べ続けていると報酬回路がオーバードライブして、食べても満足できなくなる】

報酬を感じる閾値の変化

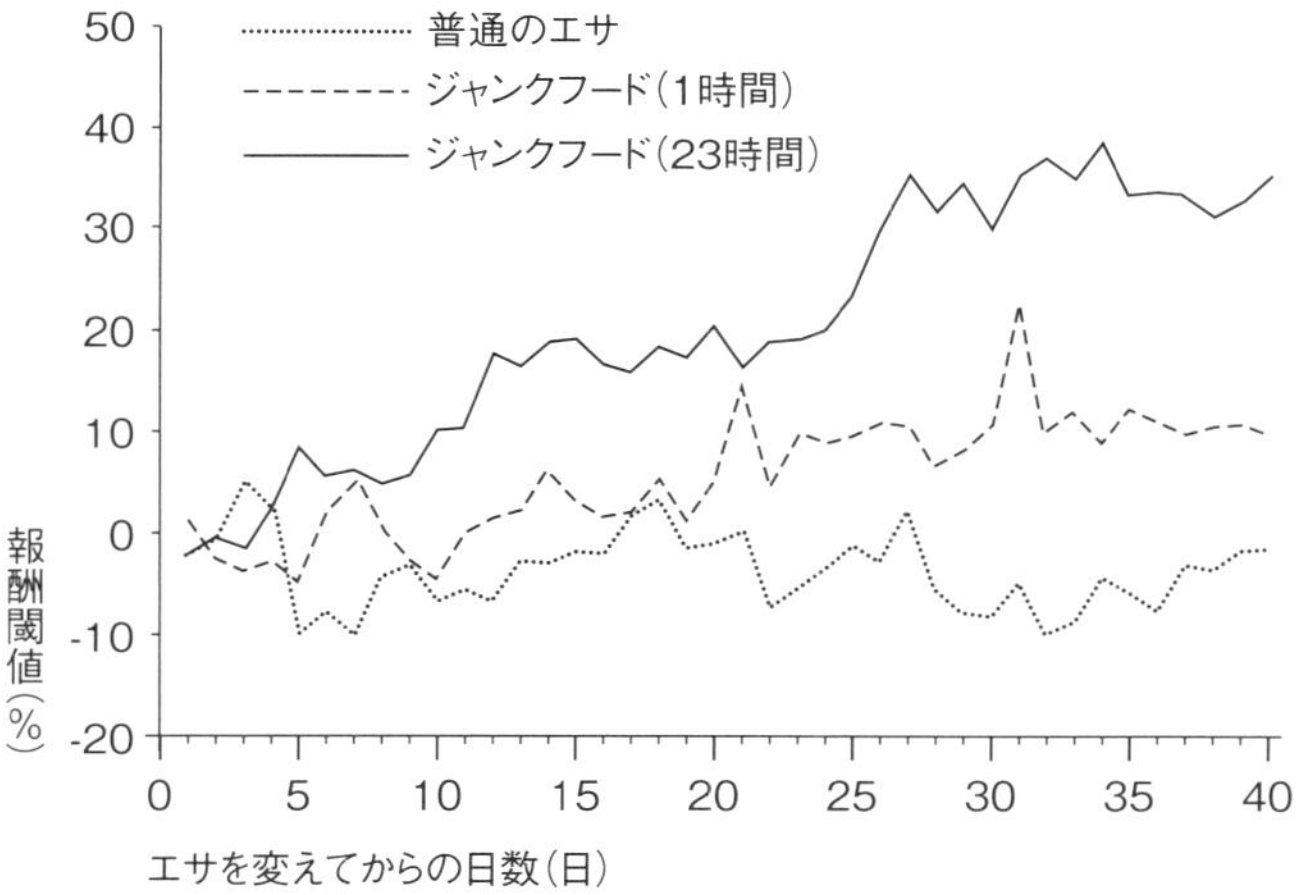

普通のエサを食べているグループの閾値《いきち》は、40日間ほぼ変わらない。ジャンクフードを1時間だけ与えたグループもまだ欲望が抑えられている。しかし、23時間ジャンクフードを与え続けたグループは、25日を過ぎる頃から歯止めがかからなくなって、右肩上がりに上昇している。ジャンクフードによって、報酬回路がオーバードライブすることがわかる。

〔参考〕Paul M Johnson & Paul J Kenny : "Dopamine D2 receptors in addiction-like reward dysfunction and compulsive eating in obese rats." Nature Neuroscience. Vol.13 No5.2010.

油がもたらすダメージ

植物性油脂の摂り過ぎに要注意！

ケーキ、クッキー、チョコレート、アイスクリーム、スナック菓子などに含まれている植物性油脂は、そのほとんどがオメガ6系脂肪酸の油か、それを原料につくられたマーガリン、ショートスプレッドです。

オメガ6系脂肪酸はお菓子のほかに、揚げ油、ハムやソーセージなど肉の加工食品、カップラーメンやレトルト食品など、ありとあらゆる加工食品で活用されています。

そのため、現代人はオメガ6を過剰摂取してしまい、それによる健康への弊害が指摘されています。

私たちの体をつくる細胞の周囲を覆《おお》う細胞膜は、オメガ3とオメガ6で構成されています。それぞれ役割があり、オメガ3は炎症を抑え、オメガ6は炎症を促す作用が

あります。生命活動のためにはどちらも大切なのですが、1対1で存在する状態が理想で、ちょうどいいバランスといわれています。

オメガ3系脂肪酸は魚やアマニ油、エゴマ油などに含まれていて、摂取量はそれほど多くありません。一方、オメガ6系脂肪酸は、先ほども述べたように摂取量がどんどん増えて摂り過ぎています。

無自覚の慢性炎症が、静かにあなたの生存率を低下させる

炎症を促すオメガ6系脂肪酸を過剰に摂っていると、体内の炎症が起こりやすくなってしまいます。

炎症には2種類あり、カゼやインフルエンザ、下痢《げり》などの感染症、ねんざや外傷などは、異物が退治され、細胞が修復されると治るので急性炎症と呼ばれます。**一方やっかいなのは、自分でも気がつかないうちに体内で続く慢性炎症です。慢性炎症は血管の動脈硬化、歯周病、認知症などの病気との関連が指摘されています。**

慶應義塾大学医学部の百寿総合研究センターが1500人の高齢者を対象に最大10

年間追跡した調査によると、慢性炎症が高い人の生存率が年を追うごとに低下したのに対し、慢性炎症のレベルが低い人ほど生存率は上昇していったというのです。

お菓子を食べることは、お菓子にたくさん含まれているオメガ6系脂肪酸を摂ることでもあります。お菓子中毒は体内の炎症のリスクを高める大きな要因なのです。

心疾患をはじめ、健康リスクを高める「トランス脂肪酸」

もうひとつ忘れてならないものが、加工食品に含まれるトランス脂肪酸です。**トランス脂肪酸には天然由来のものと人工的なものがあるのですが、人工的なトランス脂肪酸を過剰に摂取すると心疾患のリスクが高くなります。**

欧米ではトランス脂肪酸の危険性が叫ばれ、使用量の規制や含有量の表示義務の措置がとられていますが、日本ではまだ規制がなく、自分で気をつけるしかありません。

トランス脂肪酸は加熱処理したときに生じるので、加工食品に含まれている植物油脂や揚げ物に含まれています。揚げ物やお菓子を避けることで、摂取量を減らすことができます。

【オメガ3系脂肪酸と オメガ6系脂肪酸のバランスが大事】

理想は……

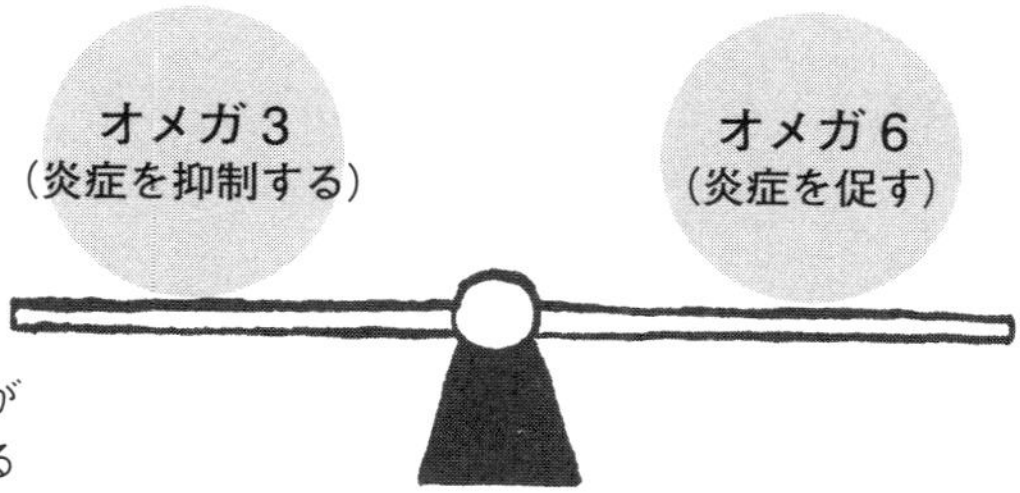

バランスが
とれている

現実は……

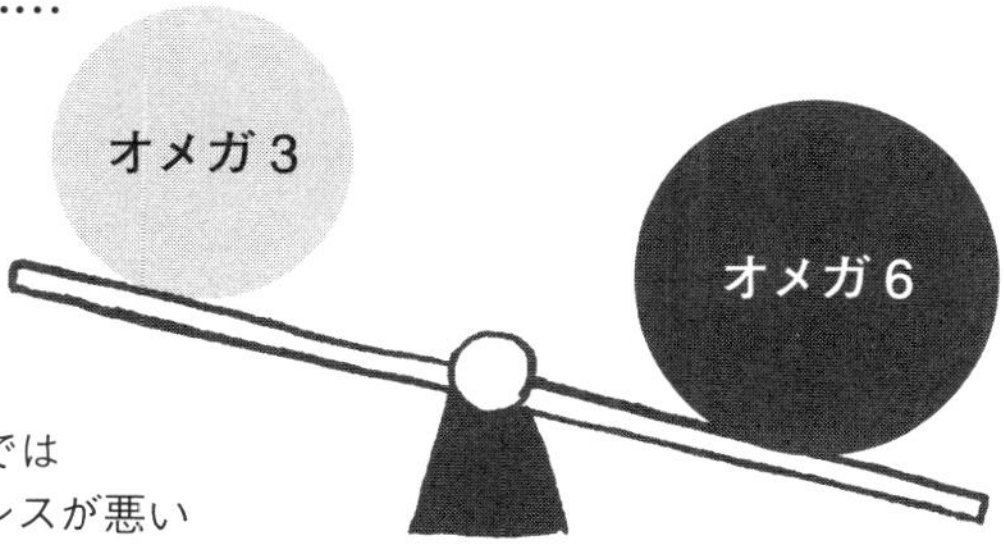

若い年代では
特にバランスが悪い

**「お菓子中毒」はオメガ6系脂肪酸を
過剰摂取する大きな要因になっている！**

COLUMN

日本以外では規制が進むトランス脂肪酸

トランス脂肪酸とは、食用油を高熱で処理したり、固まりやすくするために加工したときに生じます。なかでも、マーガリンやショートニングをつくるときや、複数の油を混合した食用油を脱臭する際（加熱処理をするため）に多くできることがわかっています。

このトランス脂肪酸は、最近の研究報告で心筋梗塞などの冠動脈疾患のリスクを高めることや、肥満やアレルギー性疾患についての関連性が認められ、糖尿病やガン、認知症などのリスクも指摘されています。

これを受けてWHO（世界保健機関）でも、生活習慣病予防のために食品から摂るトランス脂肪酸の量を総摂取エネルギーの1%未満にするよう目標値を設定していますし、欧米ではトランス脂肪酸の摂取量を減らすための規制が始まっています。

加えて、EUではトランス脂肪酸が多く含まれる食品には、含有量の表記が義務づけられ、FDA（米国食品医薬品局）もトランス脂肪酸の発生源となる油の使用を禁じると発表しています。

ところが、日本では「平均的な日本人のトランス脂肪酸の摂取量が欧米人よりも少ない」ことを理由に、明確な規制がされていません。自分の身を守るためにも、植物油脂が使われた超加工食品は避けることをおすすめします。

犯人 7

ストレス

お菓子中毒では避けて通れません。

「つらさ」を忘れるために「食べる」。

ストレスってどんなもの?

ストレスとは外部からの刺激

あなたがお菓子を食べたくなるのはどんなときですか?

イライラしたときや仕事が忙しいときに、無性にお菓子が食べたくなる人は「ストレス」が原因で中毒になっています。

ストレスは外界からの刺激によって起こる反応のことです。心身に負担をかけるよくないものというイメージがありますが、適度な刺激であれば、それは心や体を強くするよい刺激となります。

ストレスがかかっているときには交感神経が刺激され、脳は興奮して判断力が高まり、体は筋肉が反応しやすい状態になっています。さらに、脳と筋肉にエネルギーを送るために血糖値や血圧が上昇します。

いざというときに、瞬時に対応できるよう体を緊張状態にしているのです。これは生き延びるために体に備わったシステムです。

ストレス下では脳や筋肉がふだんに比べて反応しやすくなっていますが、それが続くと血圧や血糖値が高い状態をずっと維持することになり、体に負担がかかります。

そのため、ストレスがかかっていないときには、副交感神経が刺激されて、血圧や血糖値が下がり、神経や筋肉もリラックスした状態になります。

私たちの体はかかっているストレスの度合いによって、体の状態を変化させています。外界からの刺激（ストレス）は常に何かしら起こり、完全に排除することはできません。過度なストレスが長期間続かないよう、付き合い方を工夫することがストレスとうまく付き合うカギになります。

過度&長期間のストレスは心身にダメージを与える

ストレスそのものは、私たちが生きていくうえで必要です。悪いのは、心身に負担をかける過度なストレスが長期間続くことです。

ストレスには、天気や気温、騒音、異臭など環境要因のほか、疲労や睡眠不足、人間関係のトラブル、仕事の忙しさ、異動や転職、引っ越し、結婚などの環境変化があります。一時的なものであれば、ストレッサー（ストレスの要因となっているもの）がなくなればストレス状態は解消されます。

人間関係のトラブルや仕事の忙しさなど、ストレスが長期間続く場合、私たちは「心地いい（快楽）」と感じることでつらさをごまかそうとします。ストレスホルモンでいっぱいの脳を、快楽ホルモンで上書きして一時しのぎしているのです。

もっとも手っ取り早く簡単に「快楽」を経験できるのが、食べることです。ヒトの三大欲求は「睡眠欲」「性欲」「食欲」です。忙しいときに睡眠時間を確保するのは難しいですし、性欲はひとりでは解消できません。

24時間営業のコンビニエンスストアがある現代は、いつでもどこでも食べたいものを手に入れることができます。**仕事の休憩時間にお菓子を買いに行ったり、帰宅途中にお菓子を仕入れたりすることは難しくありません。私は、これもお菓子中毒が増える要因のひとつだと感じています。**

**ストレスがたまっていないか
チェックしてみよう**

- □ 寝ても疲れがとれない
- □ 憂うつな気分が続く
- □ 以前は楽しかったことがそう思えなくなった
- □ 何かするとすぐ疲れる
- □ おなかがはったり痛くなったり、下痢や便秘がよくある
- □ 少しのことで腹がたったり、イライラしたりする
- □ ヒトと会うのがおっくうになった
- □ 仕事をする気が起こらない
- □ 口の中が荒れたりただれたりすることがよくある
- □ よく風邪をひくし、なかなか治らない
- □ 食欲が落ちて、体重が減った
- □ 深夜に目がさめたり、なかなか寝付けないことが多い

**当てはまる数が多いほど
ストレスがたまっています！**

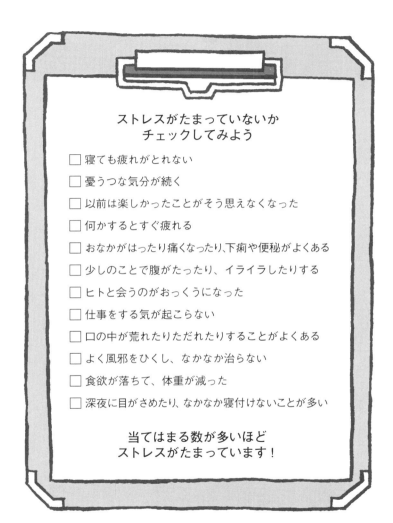

なぜ、ストレスでお菓子中毒に陥るの？

ストレスを抱えるとつい「食べてしまう」

実は、動物でもヒトでも強いストレスを抱えているときや、ネガティブな感情を抱いているときにはおなかが減っていなくても、つい食べてしまうことが実証されています。また、その際には糖質か脂質、もしくは両方が多く含まれている食品を口にしがちなこともわかっています。

甘いものや脂っこいものを食べると、「おいしい」という多幸感を覚えます。この多幸感で心理的なストレスを癒やそうとしているのでしょう。

「甘いお菓子」はストレスを和らげる、がしかし……

研究報告が多いのは、ストレスと甘いお菓子の関係についてです。カリフォルニア大学デービス校のマシュー・トライオン博士らの研究チームは、砂糖にストレスを打ち消す作用があることを明らかにしました。

研究チームは18~40歳の女性19名を2つのグループに分け、砂糖入り飲料と人工甘味料（アスパルテーム）入り飲料を、1日3回、2週間にわたって飲んでもらい、摂取前と摂取後に、ストレスに対するコルチゾールの分泌量を調べました（コルチゾールは「ストレスホルモン」と呼ばれ、ストレスを抱えているときに体内で増加するホルモン）。また、加えて、MRIで記憶を司《つかさど》る海馬の様子もチェックしました。

実験の結果、砂糖入り飲料を飲んだグループは、コルチゾールが上昇しておらず、海馬の活動が活性化していました。

海馬はストレスに弱く、脳内のコルチゾールが過剰になると、海馬の神経が破壊されていきます。つまり、コルチゾールが増えずに海馬が活性化しているということは、ストレスに反応していない（ストレスがかかっていない）ということになります。

一方、アスパルテーム入り飲料を飲んだグループでは、コルチゾールが増加しており、海馬の働きが抑制されていました（ストレスがかかっている状態）。同じ甘い飲み物を飲んでも、砂糖と人工甘味料ではストレスへの対応がずいぶん違ったのです。

砂糖入り飲料を飲むとストレスが相殺《そうさい》されますが、ストレスのたびに砂糖入り飲料を飲んでいると肥満してしまいます。**そうなると肥満が異常食欲をもたらし、さらなる甘い物中毒を招くので、ストレス解消のための砂糖入り飲料は得策とはいえません。**

また、アスパルテーム入り飲料にいたっては、コルチゾールが増え、海馬の働きが低下しているのですから、ストレス解消にすら役立っていません。ストレスが解消できず、お菓子中毒に陥ってしまうのですから、体に害しかありません。人工甘味料入りのお菓子や飲み物はやはり危険です。

ストレス→甘い物は、「生物学的選択」!?

もうひとつ、興味深い実験結果があります。

愛知県岡崎市にある生理学研究所の箕越靖彦《みのこしやすひこ》博士らの研究グループは、マウスの実験でストレスに反応する神経細胞が活性化したときには、マウスが脂質ではなく炭水化物（糖質）を選ぶことを明らかにしました。

また、マウスを飢餓状態に置くと、CRHニューロンという神経細胞が活性化して、高脂肪食ではなく高炭水化物食を選択したことから、CRHニューロンを活性化する酵素が常に働くように遺伝子操作したところ、飢餓状態になくても高炭水化物食を選択してぶくぶくと太ったそうです。

CRHニューロンは、「ストレスホルモン」コルチゾールの分泌を促す神経細胞です。ストレスを受けたときに高炭水化物食を選ぶのは、エネルギーとして利用しやすい炭水化物を選ぶほうが生き残るために有利、という「生物学的選択」が働いている可能性があると箕越博士は推察しています。

飢餓状態とは少し異なりますが、現代人はさまざまなストレスを抱えています。生物の本能として、過度なストレス下で生き延びるために高炭水化物食、つまり甘いお菓子を欲するのかもしれません。

甘いお菓子中毒から脱却するためには、まずストレスを減らす必要があります。イライラしたときに甘いお菓子が食べたくなる人は、甘いお菓子を食べること以外のストレス解消法を見つけることがお菓子中毒から抜け出すためには重要です。

ストレスがもたらすダメージ

ストレスは万病のもと

私たちがストレスを受けた際には、コルチゾールなどストレスに対抗するホルモンが分泌され、ストレスが体に与える影響を最小限にするための防御反応が働きます。

ところが、ストレスが長く続いたり、過度なものだったりすると、防御反応がうまく働かなくなり、体にさまざまな変調が出てきます。**これを放置していると、食欲の低下、筋肉のこわばり（肩こりや腰痛）、慢性的な疲労感、不眠、イライラ、憂うつな気分といった症状（ストレス反応）が現われるのです。**

それだけではありません。ストレスを受け続けていると、ストレスホルモンであるコルチゾールの分泌が過剰な状態が続き、あなたの体をボロボロにしてしまいます。

コルチゾールが内臓脂肪を増やす

先ほどからお伝えしている通り、コルチゾールはストレスから体を守ってくれる重要なホルモンです。コルチゾールの増加が少量かつ短期間であれば、体への弊害はそれほどありません。

しかし、大量のコルチゾールが長期間分泌されると、心身にダメージを与えます。**まず、コルチゾールは血圧や血糖値を上昇させ、心拍数を増加させます。高血圧、高血糖が続くと血管壁に負担がかかり、動脈硬化が進行しやすくなります。**これも前述の通りですが、動脈硬化は血管の老化現象です。動脈硬化が進行すると全身の血管が老化し、全身の老化が早まり、脳卒中や心筋梗塞などのリスクが高まり、寿命が短くなります。

また、コルチゾールは内臓脂肪の蓄積を促します。内臓脂肪とは、腹膜や胃の周辺、肝臓など文字通り内臓につく脂肪のことです。

内臓脂肪が増えると、脂肪細胞から代謝を乱すホルモンが分泌されて、高血圧、高血糖、脂質異常症といった生活習慣病を発症しやすくなります。

コルチゾールが高血圧や高血糖をもたらすうえ、内臓脂肪による代謝異常が重なるので、体にとってはダブルダメージになります。

社会的地位が低いほど、ストレスフルで病気になりやすい

イギリスで30年以上続く、2万9000人以上の公務員の健康状態を調査した「ホワイトホールスタディ」によると、もっともコルチゾールの血中濃度が高いグループはもっとも慢性病のリスクが高く、またこのリスクの高さは、社会的地位と相関していることがわかりました。**病気の発症率が、上級職のグループほど低く、下級職のグループほど高かったのです。**

研究を始めた当初は、上級管理職ほど心臓発作の発生率が高いと考えられていたのですが、実際にはまったく逆であることがわかりました。

これは、アメリカでも同様の傾向が見られ、中流と下層階級のほうがストレスを抱え、糖尿病や脳卒中、心臓病が多くなっています。特に、貧困環境にある子どもは、

そのストレスが脳の構造を変化させます。**コルチゾールが食欲を抑制する働きを持つニューロンを殺してしまうのです。**

子どもの頃のストレスは、将来の肥満リスクを押し上げる要因になります。

ストレスがストレスを呼ぶ悪循環

これは慢性的なストレスが長期間続くことと関係しています。急性のストレスの場合は、一時的にコルチゾールの分泌が増加した後、緊急時（ストレス）を切り抜ければ脳がそれ以上、分泌しないよう指令を出します。

一方、慢性のストレスの場合は、長期間コルチゾールが分泌し続けることになり、コルチゾールが野放し状態になってしまいます。すると、増加したコルチゾールそのものが体へのストレスになってしまうのです。**ストレスがコルチゾールの分泌を増やし、それがさらなるストレスになる悪循環に陥ります。**

私たちは生きている限り、何かしらのストレスを受けながら生活しています。ストレスを受けてもコルチゾールが増え過ぎない心と体を手に入れたいものです。

COLUMN

肥満すると甘み感覚が鈍くなる

もしあなたが太っていて、甘いお菓子をむさぼるように食べてしまうのなら、甘み感覚が鈍くなっている可能性があります。

マウスの実験ではありますが、肥満していると甘みを感じ取る味覚細胞が減少し、甘さを感じにくくなることや、甘いものを過剰に摂取してしまう可能性があることがわかったのです。

これは、ニューヨーク州立大学バッファロー校のキャスリン・メドラー博士らの研究チームの実験結果によるものです。

実験では、25匹の正常なマウスと、高脂肪食を10週間与えて肥満させた25匹のマウスの、神経伝達の効率を比較する実験を行ない、肥満が味覚細胞に及ぼす影響を調べました（味覚細胞には甘み、うまみ、苦み、酸味を感じる細胞があり、それぞれが異なる受容体を持つ）。

そして実験の結果、うまみに対する反応は２つのグループに差は見られなかったものの、甘みと苦みに対する反応は肥満したマウスでは低下していたことがわかりました。

これまでの研究で、肥満していると甘いものをやたらに欲しがる傾向があることはわかっていましたが、今回の実験結果から、肥満することで甘みの味覚が鈍り、満足感を得るためにより多くの甘みを必要とするため、やせている人よりもたくさん食べてしまうのではないかと推測されています。

第2部

「お菓子中毒」解決篇

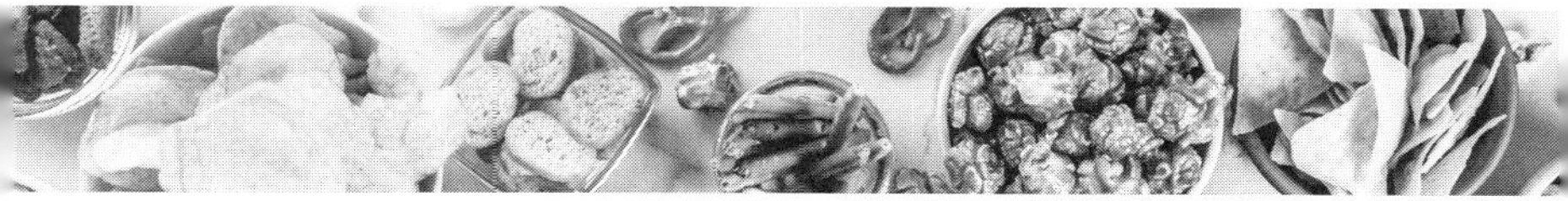

お菓子中毒への「3つのステップ」

ストレス以外の犯人はすべてマイルドドラッグ

第1部ではお菓子中毒をもたらす犯人について紹介しましたが、**ストレス以外の犯人である、白砂糖、果糖、人工甘味料、小麦、食塩、油はすべて精製度が高い、不自然な食品であることが共通しています。**

これら精製度の高いものを加えて、さらなる加工を施してできたお菓子は高度に精製された超加工食品です。常温で保存しても腐りませんし、フワフワして食べやすいですし、甘かったり、しょっぱかったり、濃い味付けになっています。

コカの葉には中毒性がないのに精製してコカインになると、強烈な依存症をもたらすように、私たちがふだん口にしている食べ物も、精製度が高いものには中毒性があります。私はそれをマイルドドラッグと呼んでいます。

まず、このマイルドドラッグの摂取が、お菓子中毒へのひとつめのステップです。

マイルドドラッグがもたらす〝快感〟が中毒をもたらす

マイルドドラッグ（精製度の高いお菓子）を食べたとき、「おいしい」「幸せ」といった〝快感〟を感じます。快感を感じると、脳内ではドーパミンやエンドルフィンが分泌され、やる気や集中力がアップし、ストレスも一時的に忘れることができます。

このメカニズムは「報酬回路」と呼ばれ、仕事や勉強の効率が高まります。成績や成果が上がって周囲の人からほめられると、さらに快感を感じてドーパミンやエンドルフィンが分泌されるという好循環が生まれます。

とてもいい流れで、モチベーション向上のために用いられる手法ですが、**実はこの「報酬回路」が刺激されることが、お菓子中毒への2つめのステップです。**

快感を感じるためにお菓子を食べていると、知らずしらずのうちにお菓子中毒に陥り、中毒から抜け出せなくなる危険性があります。

なんでもそうですが、最初は満足できていても、同じ刺激が長期間続くとより強い刺激が欲しくなります。お菓子でいえば、食べる量や回数が増加します。**この「もっと食べたい」がお菓子中毒への3つめのステップです。**

甘いお菓子や、塩分や油が多いお菓子をたくさん食べると、肥満まっしぐらです。肥満すると食欲を抑制するシステムがうまく働かなくなり、同じ量を食べても満足できず、もっと肥満してしまいます。

さらに、常にストレスを抱えている人もお菓子中毒に陥りやすくなっています。ストレスのつらさを、お菓子を食べる「快感」でごまかすためです。

こうなると、もうお菓子中毒にどっぷりとはまってしまっています。

精製度の高いお菓子、ストレス、肥満など、さまざまな要因で食欲に歯止めが利かず、お菓子を食べずにはいられない状態が「お菓子中毒」の正体です。

自分がお菓子中毒に陥っているかどうかは、「お菓子を食べるのをがまんできるか」で判断できます。例えば、ドーナツ好きなら、毎日食べているドーナツをやめてみましょう。食べないとイライラしたり、集中力が低下する場合は、お菓子中毒に陥っています。そのイライラや集中力の低下は、お菓子を食べないことによる禁断症状です。

【知らずしらずのうちに陥るお菓子中毒】

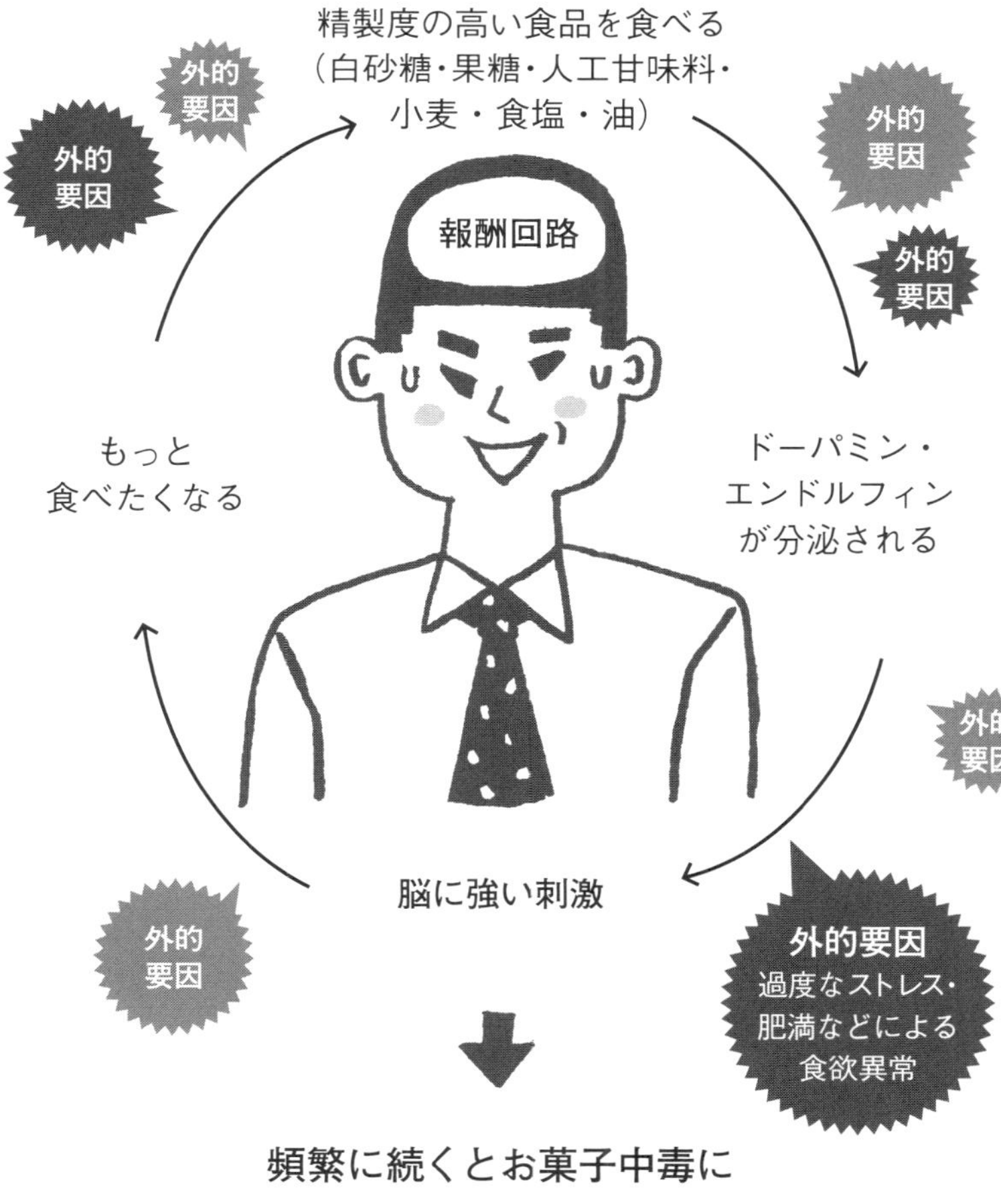

中毒脱却はまず〝自覚〟から

自分のお菓子の食べ方をチェックしよう

マイルドドラッグによる中毒は、急激に心身を壊すことはありませんが、20～30年かけてジワジワと体を蝕み、やがて認知症や脳卒中、心筋梗塞など命に関わる病気を引き起こします。

マイルドドラッグの恐いところは、本人も周囲も中毒に陥っている認識がないことです。 お菓子を食べることは法に反することではないですし、適度に食べるぶんにはまったく問題ありません。おいしいお菓子を食べる時間は至福のひとときです。

問題なのは、お菓子を食べたときの快感に慣れ、さらに大きな刺激が欲しくなっている状態です。毎日のようにお菓子を食べている人は、お菓子中毒に陥っている危険性が非常に高いです。自分のお菓子の食べ方を振り返ってみましょう。

お菓子中毒はドラッグ中毒と同じで抜け出すのが難しい

もし、お菓子中毒に陥っている場合は、荒療治が必要になります。テレビや映画などで、薬を絶つために麻薬の常習者を部屋に閉じ込めるシーンを見たことはないでしょうか。このような場合、しばらくして薬物の効果が切れると幻覚やけいれんなどの禁断症状におそわれ、激しく薬を欲しがります。

フィクションではしばらくすると落ち着いて、薬から離脱できた、よかったというストーリーがほとんどですが、実際にはそれほど甘くありません。薬物使用で逮捕された芸能人に複数回繰り返す人がいますが、これは麻薬の中毒から抜け出すことがいかに難しいかを物語っています。

お菓子中毒は麻薬中毒ほど激しい禁断症状はないですし、依存性も高くありません。**それでも、疲れているときやストレスがかかったときについ口にしてしまうなど、なかなか抜け出せないところは似ています。**

カギは〝食欲リセット〟

ちょっとだけ、という気持ちが中毒を長引かせる

果糖や人工甘味料、ストレスなど、それ自体が食欲を暴走させるものもありますが、基本的には食欲が暴走しているのは報酬回路がオーバードライブしているからです。中毒状態から抜け出すためには、「快楽」に対して鈍感になっている脳をリセットする必要があります。

リセットにもっとも有効なのは、中毒になっているものを絶つこと。お菓子中毒の場合は「お菓子を食べない」ことです。

ここで大事なのはすっぱり絶つこと。ちょっとだけなら大丈夫だろうと口にしていると、脳はなかなかリセットできません。脳がリセットされていない状況だと、お菓子を食べないことがストレスになり、食べずにいられなくなってドカ食いしてしまう

可能性が大きくなります。

異常な食欲がリセットされると、「お菓子を食べたい」という欲求におそわれなくなります。ストレスがかかったときにはその欲求がムクムクと湧いてくることもありますが、その頻度はかなり減るはずです。

最初はつらいかもしれませんが、長い目でみると「お菓子を一切食べない」ことが中毒状態から脱却する近道になります。

「食べない期間」を設けて脳をリセット!

まずは1週間、お菓子断ちをしてみましょう。**ずっと食べられないと思うと「できない」とあきらめてしまいがちですが、1週間など期限を決めていると実践しやすくなります。** 1週間がつらい人は3日間など、自分で期間を決めて「お菓子を食べない期間」を設けましょう。

自分で決めたお菓子断ちの期間が守れたら、1日だけ好きなお菓子を食べて自分をほめてあげましょう。ただし、どんなお菓子を選ぶかが重要です。

犯人❶の対策

天然由来の砂糖を使っているものを選ぶ

甘いお菓子は、回数を決めてときどきにする

甘いお菓子がまったくダメとなると、人生の楽しみが減ってしまいます。これから先、まったく食べられないといわれることは、すでにお菓子中毒に陥っている人にとっては耐えられないことでしょう。「一生お菓子中毒でいい」と開き直ってしまう心配があります。

また、お菓子を食べられないストレスが、かえって「食べたい」という欲求につながってしまう心配もあります。

ときどきは甘いお菓子を食べてガス抜きして、無理なく続けましょう。がまんし過ぎて反動でドカ食いしてしまっては本末転倒になってしまいます。

質のいいものを少しだけ楽しむ

甘いお菓子は、白砂糖ではなく天然由来の砂糖を使ったものや、素材の味を生かしたものを選びましょう。白砂糖に比べて精製度が低いのは、きび糖、黒砂糖、てんさい糖、和三盆、ココナッツシュガーなどです。これらは精製度が低いので、白砂糖ほどの中毒性はありません。

いちごやりんご、みかんなど季節の果物をふんだんに使ったスイーツもおすすめです。果物自体が甘いので、使用する砂糖が少なくすみます。**果物の甘さは精製していない自然の甘さなので、天然由来の砂糖を使ったお菓子以上に中毒の心配が減ります。**

大量生産される超加工食品のお菓子に、高価な精製度の低い砂糖や新鮮な果物が使われることはほとんどありません。コンビニエンスストアやスーパーでは手に入らないので、昔ながらの製法で手作りしている和菓子店や、素材にこだわるスイーツショップを探してみましょう。

質のいいものを少しだけ楽しむのであれば、お菓子中毒のリスクは減ります。

犯人❷の対策　表示を確認して「異性化糖」を避ける

「異性化糖」は一切口にしないくらいの気持ちで！

血糖値を急上昇させ、食欲を高める「異性化糖」は、できるだけ避けましょう。これらが入ったお菓子は、中毒を招くだけでなく、肥満に陥って生活習慣病のリスクが高まり、将来の寿命を縮めてしまうからです。

甘いお菓子は砂糖の種類を選べば、ときどき楽しむ程度ならいいと思いますが、「異性化糖」に関しては、一切口にしないくらいの気持ちを持っていただきたいと個人的には思っています。それが将来の健康長寿につながります。

パッケージの表示をチェックして、原料に「高果糖液糖」「果糖ブドウ糖液糖」「ブドウ糖果糖液糖」「砂糖混合異性化液糖」などが入っていた場合は購入をやめ、速やかに棚に戻すことをおすすめします。

原料に何が使われているかをチェックしよう

加工食品には、原料に何が入っているか明記しないといけない決まりがあることをご存じでしょうか。

記載方法には決まりがあり、含有量が多いものから順に記載され、食品添加物は最後にまとめて紹介されています。例えば、チョコレートの原料をチェックしたとき、砂糖、植物油脂、果糖ブドウ糖液糖、カカオ……となっている場合は、カカオはほとんど含まれておらず、砂糖と油のかたまりを食べているようなものです。

原料をチェックして購入する習慣をつけると、精製度の高いお菓子を避けることができます。こまかくチェックするのは面倒でしょうから、最低限のポイントをお伝えしましょう。

そのポイントとは、「砂糖」や「果糖ブドウ糖液糖」「植物性油脂」と記載されているものは、できるだけ避けることです。これらは、超加工食品の代表です。これらの含まれるものを避けるだけでも、お菓子中毒のリスクがずいぶん違ってきます。

ヘルシーだと思われているドリンクも注意が必要

もうひとつ陥りがちなのが、健康のためと思って選んでいるドリンクに異性化糖が入っているケースです。

例えば、健康のためにと野菜や果物を使ったジュースを飲んだとしても、そのなかに異性化糖が入っているとかえってその弊害が心配されます。健康のために飲んでいるドリンクが中毒をもたらすのですから皮肉な話です。

健康によいとされる乳酸菌飲料も、原料でもっとも多いのは異性化糖だったというケースもあります。たしかに、乳酸菌の重量は微々たるものですから、安価で飲みやすくするためには異性化糖が手っ取り早いのでしょう。

せっかく健康のために飲むのなら、異性化糖が入っていないものを選びませんか。

加工食品を購入するときには、必ず表示をチェックして原料を確認しましょう。そうすれば、砂糖や異性化糖、人工甘味料を使っているものが多いことに驚き、入っていない商品のほうが少ないことに気がつくでしょう。

【体によさそうなドリンクにも「異性化糖」が使われている！】

スムージーの成分表示例

●名称：野菜・果実混合飲料　●原材料名：野菜汁（ケール、にんじん、さつまいも、小松菜、クレソン、ほうれん草）、果汁（りんご、レモン、キウイフルーツ）、**ぶどう糖果糖液糖**、安定剤（増粘多糖類）、香料、甘味料　●内容量：200ml　●賞味期限：容器上部上段に記載　●保存方法：10℃以下で保存してください　●製造者：株式会社○×　△△県…

乳酸菌飲料の成分表示例

●種類別名称：乳酸菌飲料　●無脂乳固形分：1.0%　●原材料名：**果糖ぶどう糖液糖**、脱脂粉乳、安定剤（ペクチン）、香料　●内容量：200ml　●賞味期限：キャップ側面に記載　●保存方法：直射日光を避けて保存してください　●販売者：株式会社○×　△△県…

犯人❸の対策

天然由来の高度甘味料を使っているものを選ぶ

人工甘味料はできるだけ避ける

血糖値が高い人にとって、糖質オフ、糖質ゼロのお菓子は魅力的に見えるものです。現在でも理論上は、それらに使われている人工甘味料は、血糖値を上げない、インスリンが分泌されないといわれています。

しかし、そうした人工甘味料が、肥満や糖尿病のリスクを上げることを示すエビデンスがいくつもあることは、第1部でもお伝えしてきた通りです。

私個人の意見としては、**健康のために人工甘味料を使ったお菓子を選ぶことは健康的ではありませんし、むしろお菓子中毒のリスクを高めると考えています。**

お菓子に限らず、人工甘味料が入った加工食品はできるだけ口にしないほうがいいと私は思います。

自然由来の甘味料を使っているものを選ぶ

どうしてもお菓子をやめられない、というのは、お菓子中毒から脱却できていないサインです。本来はきっぱり絶つのがいいですが、がまんがストレスになるのもいいことではありません。先ほどもいいましたが、回数を決めて楽しむようにしましょう。

血糖値が上がらないお菓子を選ぶときは、自然由来の高度甘味料（甘みが強い甘味料）を選ぶことで中毒のリスクが下がります。**ラカンカとエリスリトールは植物由来の甘味料です。**

ラカンカは、中国を原産地とするウリ科の羅漢果《らかんか》が原料で、砂糖の約300倍の甘みがあります。エリスリトールは肥満や高血糖を示すエビデンスがなく、虫歯の予防効果があることから、高度甘味料のなかではおすすめです。糖質オフ食品にも積極的に活用されています。

植物由来の甘味料にはステビアもありますが、性ホルモンに影響して妊娠率の低下や胎児への影響を指摘する研究者もいるので、私はおすすめしません。

犯人❹の対策　小麦製品はできるだけ避ける

ドーナツはときどき楽しむ嗜好品と考える

朝食代わりに甘い菓子パンを食べている、カフェで休憩するときは必ずドーナツを注文するという人は、まずそれをやめましょう。**毎日、なんの疑いもなく食べている人は深刻なお菓子中毒、もっとはっきりいえば小麦中毒に陥っています。**

自分が小麦中毒であることを自覚して、小麦製品を避けるよう意識することが、中毒から抜け出す第一歩となります。

これはなかなか難しいかもしれません。これまでの経験から、小麦製品が危険なことがわかっていったんはやめても、何かのきっかけで食べてしまうという声をよく聞くからです。やはり小麦の中毒は強力だと感じます。

すっぱりやめるのが理想ですが、それが難しい場合は、**ドーナツやケーキ、フィナ**

ンシェ、クッキーなど小麦を使ったお菓子は嗜好品《しこうひん》と考えて、ときどき楽しみましょう。回数は1カ月に1回など、少ないほうがいいです。

また、がまんしきれずに食べてしまったときには、それが続かないようにすることも大切です。「食べちゃったからしょうがない。どうせがまんできないんだから、気にせず食べちゃえ」と開き直ってしまう人がいますが、そのままだと小麦中毒から一生抜け出せなくなってしまいますよ。

小麦の弊害はグルテン過敏症やリーキーガット症候群など明らかです。米を主食にしている日本では、アメリカほど患者数が多くありませんが、小麦製品を好んで食べる人はいつ発症してもおかしくないのです。**実際、原因不明の不調に悩む人が、実は小麦アレルギーだったという話はよくあります。**

小麦製品を食べ続けるリスクを知り、小麦製品をできるだけ食べないようにすること。がまんできずに口にしてしまったとしても、それが習慣にならないようにすること。歯がゆいかもしれませんが、それを繰り返して小麦製品を食べる回数を徐々に減らしていくことが、長い目で見れば確実な脱却方法になります。

小麦以外の粉製品を選ぼう

最近は、健康を意識して小麦を使わないお菓子も販売されています。大豆粉、そば粉、米粉などを使ったケーキやドーナツを目にするようになりました。とてもいいことだと思います。

とはいえ、大豆粉や米粉を使っているから安心ということでもありません。砂糖や果糖ブドウ糖液糖、人工甘味料を使っていないか、植物油脂を使っていないかなど、表示をチェックして、小麦以外の犯人が潜んでいないか確認してから購入するようにしてください。

お菓子以外の小麦中毒にも気をつけましょう。毎日のようにパスタやラーメン、うどんなどめん類を食べている人は、間違いなく小麦中毒です。めんが食べたいときにはそばを選びましょう。そばのなかには小麦粉が入っているものもあるので、そば粉の割合が多いものほど中毒の心配が低くなります。全粒粉のそばであれば、ビタミンやミネラルが豊富ですし、中毒に陥る心配もありません。

【小麦粉以外で満足するには？】

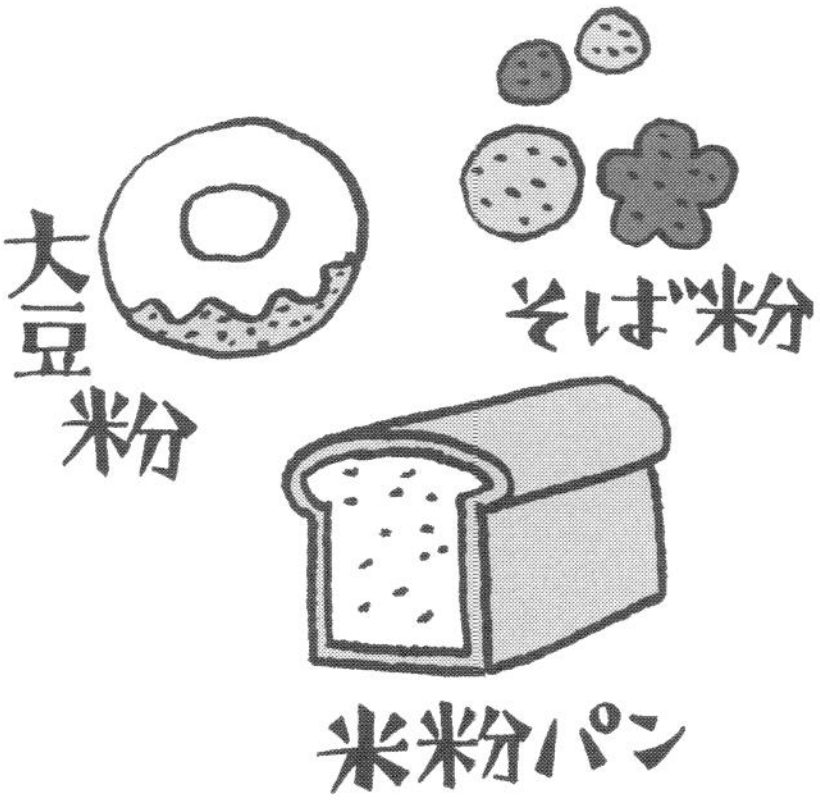

粉ものは 小麦粉以外にもある

- 大豆粉やそば粉、米粉が原料のものを選ぶ。大豆粉のドーナツ、そば粉ボーロ、米粉のパンなど、小麦以外の原料を使ったものを選ぼう。
- 食感をよくするために油脂を使っていたり、甘くするために砂糖や人工甘味料を使っているものは小麦以外の中毒リスクがあるので避けること。

めんが食べたいときはそば！

- パスタ、ラーメン、うどんなども小麦中毒の大きな要因。めんが食べたいときにはそばがよい。
- 全粒粉のそば粉は精製度が低く、現代人が不足しがちなビタミンB群、血液をサラサラにするルチン、食物繊維が豊富で健康に役立つ。

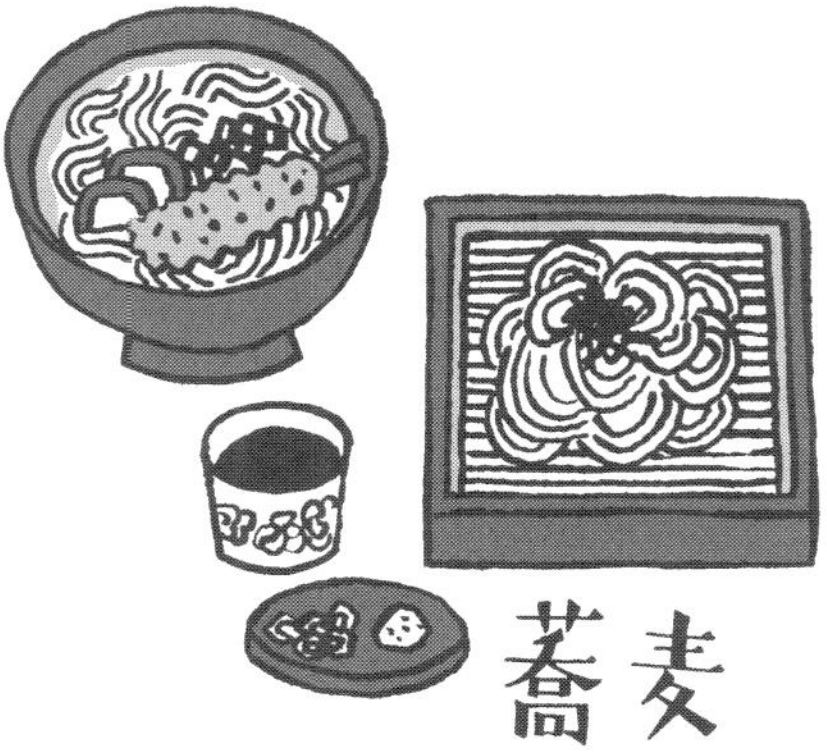

犯人⑤の対策

外食をやめて薄味に慣れる

外食で濃い味に慣れて「塩」を求める

塩辛いお菓子を好んで食べる人は、濃い味付けが好きです。**このような場合は、お菓子以外の食品も含んだ塩中毒が原因として潜んでいるケースが多く見られます。**

育った家庭の味付けが濃いケースもありますが、外食が関係しているケースも多いと感じます。健康を意識して減塩を考慮している飲食店もありますが、そうでない場合は濃い味付けをしているお店がほとんどです。

ふだん自炊している人がたまに外食すると、みそ汁の味が濃くて飲めなかった、全体的に味付けがしょっぱくて食後にノドが渇いたといった感想を聞きます。

すべてがそうとはいいませんが、外食メニューは全体的に味付けが濃いめです。定食には山盛りのごはんがつきものですが、濃い味のおかずでないとあの量のごはんは食べきれません。もしかしたら、少しのおかずでごはんをたくさん食べさせるための飲食店の戦略ではないかと疑ってしまいます。

外食を続けると濃い味に慣れてしまい、薄味では満足できなくなります。塩を求める気持ちが、塩気のあるお菓子に手を伸ばす原因になっているように感じています。

塩中毒にもれなくセットでついてくる油中毒

外食には、油中毒のリスクもセットになっています。昼食で人気があるメニューを思い浮かべてください。**ラーメン、牛丼、カツ丼、天丼など、早く食べられておなかがいっぱいになるサラリーマンの人気メニューは、どれもこってりしていて味付けの濃いものばかり。塩中毒と油中毒のダブルパンチです。**

昼食にハンバーガーなどのファストフードを利用する人も多いようですが、セットでついてくるフライドポテトやフライドチキンも危険です。どちらも油で揚げたうえに、ポテトは塩がたっぷり振りかけられていますし、チキンはかなり濃い味付けになっています。**もし、これらを習慣的に食べていて、しばらく食べないでいると無性に**

食べたくなることがある人は塩中毒と油中毒に陥っています。
塩と油への欲求が高まったときに、ついついコンビニエンスストアなどでスナック菓子を手にしてしまうのかもしれません。

手作りがもっとも中毒のリスクが少ない

ひとり暮らしの人は、朝食は菓子パン、昼食はめん類や丼物、夕食はコンビニエンスストアの弁当といった食事ですます人が増えているように感じます。これらは中毒をもたらすものがほとんど。こうした食生活が食欲の暴走を招き、お菓子中毒も増加しているのでしょう。

お菓子に限らず、中毒に陥らないためにもっとも効果的な方法は、食事を手作りすることです。自炊すれば、食事に何が入っているかわかりますし、味付けや油の量や種類もコントロールできます。何より、食欲が暴走するリスクが外食に比べると格段に少なくなります。加工食品をまったく食べないことはムリな話なので、まずは、自分の食事を自分で作ることから始めましょう。

【塩＆油中毒に陥る危険が高いメニュー】

フライドポテト

揚げたじゃがいも(油と糖)に、たっぷりの塩を振りかけている。犯人が３つも潜んでいるので中毒性が非常に高い。袋菓子のポテトチップスも同様。

チキンナゲット

揚げた加工肉（油）を濃く味付け（塩）しているので中毒に陥りやすい。肉料理ではなく中毒をもたらす超加工食品のひとつ。できるだけ避ける。

ラーメン

小麦製品（めん)、塩、油がたっぷり入った中毒メニュー。毎日のように食べていたら中毒まっしぐら。飲んだ後の〆にラーメンも中毒性が高いのでやめよう。

牛丼・カツ丼・天丼

これもごはん（糖)、油、塩の三重奏。メニュー名は違っても中毒に陥りやすい点は同じ。月曜は牛丼、火曜はカツ丼、水曜は天丼など日替わりで食べないように。

ごはんにマヨネーズ

これも糖（ごはん）と塩＆油(マヨネーズ）のセット。ほかにも食べるラー油をかけてごはんを食べるのも中毒性が高く危険。ごはんのお供は全般的に中毒を招く。

パンにたっぷりのバター

朝食におなじみの一品だがいますぐやめたほうがいい。パンやバターには塩が入っている。パンの原料は小麦粉、バターは脂質多めなので中毒性が非常に高い。

犯人6の対策

スナック菓子はできるだけ避ける

日本のスナック菓子は揚げたものが主流

英語のスナック（snack）にはつまみ、間食といった意味がありますが、日本でスナック菓子と呼ばれているものはトウモロコシや米粉、いもなどを油で揚げているものが主流です。

もともとは食事と食事の間の空腹を補う目的で販売されたので、食べたときの満足感を高めるために炭水化物を油で揚げた高カロリーのものが多いのです。

さらに、おいしさを増すために塩、コンソメ、しょうゆ、梅干しなど塩気の多い調味料が使われているので、油と塩のダブルパンチです。中毒性が高いのも当然ですね。

基本的に、スナック菓子は食べ始めたら止まらないお菓子の代表ですし、健康のことを考えると避けたほうがいい食べ物のひとつです。お菓子中毒から抜け出すためにも、健康のためにもすっぱりとやめましょう。

もし食べたくなったときは、その衝動がお菓子中毒からきていること、スナック菓子を食べることで肥満をはじめ、高血圧や糖尿病、脂質異常症、認知症、ガンなどのリスクが高まることを思い出してください。それが中毒のストッパーになることを願っています。

表示チェックで、無意識の油摂取をストップ！

白砂糖は甘い味が、塩はしょっぱい味がするので、食べたときにわかりやすいのですが、油は気がつかないうちに口にしていることがあるので要注意です。再三お伝えしていますが、お菓子を購入するときには表示を見て、原料に何が入っているのかをチェックする習慣をつけましょう。

植物油脂が原料の最初のほうに記載されている場合は、食べないほうがいいお菓子です。繰り返しますが、植物油脂のほかにも、果糖ブドウ糖液糖や人工甘味料（アスパルテーム）が入っているものも同じ。あなたの体を蝕む危険なお菓子です。

犯人7の対策

食べること以外のストレス解消法を見つける

ストレスはためこまないでこまめに解消

お菓子中毒から脱却するためには、お菓子を食べない、お菓子をがまんすることが必要ですが、一方でそれがストレスになって、お菓子を食べたい欲求がより強くなるというやっかいな問題が生まれます。

ストレスをためるのはよくないのですが、だからといってストレス解消のためにお菓子を食べていると、いつまでたってもお菓子中毒から抜け出せません。**食べること以外のストレス解消法をみつけましょう。**

ストレス解消は、自分が「楽しい」と思えることならなんでもかまいません。**大事なのはこまめに気分転換して、ストレスをためこまないようにすることです。**仕事の合間に深呼吸をしたり、仕事帰りにスポーツジムに通ったり、休日に友人と会ったり、

【健康的なストレス解消法】

スポーツジム通い

運動はお菓子中毒の改善にもっとも効果的なストレス解消法。むしゃくしゃしたときには体を動かそう。ウォーキング、水泳、筋トレ、有酸素運動などなんでもOK。

カラオケ

大きな声を出すと心と体がリフレッシュする。好きな歌を大きな声で歌うと気分転換になり、ストレス解消に役立つ。友人といっしょでもいいし、ひとりでもいい。

友人とのおしゃべり

なんでも話せる友人と会って話すだけでもストレス解消になる。愚痴を聞いてもらうと気分が軽くなるし、自分とは違った視点のアドバイスが役立つこともある。

深呼吸をする

イライラしたときには深呼吸をしてみよう。それだけで副交感神経が刺激されてリラックスできる。息を吐ききってから大きく息を吸うと、深い呼吸になる。

ボーッとして過ごす

心身が疲れてイライラしやすくなっていることもある。何もせずにボーッと過ごすと脳と体が休息できる。1日のうちに15分程度、ボーッとする時間をとってみよう。

ハイキング

出かける体力があるなら、ハイキングは何よりのリフレッシュになる。美しい景色を楽しみ、体を動かし、旅先でおいしいものを食べることが「心地いい」経験になる。

カラオケをしたり、ハイキングに出かけたり……。疲れているようなら、あえて何もせずボーッと過ごすこともストレス解消になります。

運動するとコルチゾールの分泌が抑えられる

ストレス解消法のなかで、私がおすすめするのは運動です。**なぜなら、運動は食欲を増すコルチゾールやインスリンの作用を抑えてくれる効果があるからです。**

運動中はエネルギーをつくるためにコルチゾールが一時的に上昇しますが、運動後はコルチゾールの分泌量が減り、運動前の状態に戻ります。コルチゾールが分泌される量は、運動を習慣にしている人ほど少ないそうです。

さらに、ふだんから運動をしている人は運動をしていない人に比べて、ストレスを感じたときにコルチゾールの値が上がりにくいことが判明しています。特に、ストレスの研究者らが行なった「運動とストレス」の相関関係を調べる研究によると、有酸素運動はストレスに対する耐性を高めることがわかっています。

具体的には、「ランニングや水泳などの有酸素運動を週に2、3回、20～30分行なうことを続ける」ことでストレス耐性が高くなるといわれています。

また、運動のペースは、「やや息が切れるくらいの運動」がいいとされています。**過度な負荷がかかる運動はかえってコルチゾールの値が上がり、逆効果になるという研究報告もありますので、くれぐれもやり過ぎは禁物です。**

内臓脂肪が減るとインスリンとレプチンが改善

有酸素運動を行なっていると、体内にたまっている脂肪が減り、肥満が解消されるというメリットがあります。脂肪、特に内臓脂肪が減るとインスリン抵抗性やレプチン抵抗性が改善します。インスリンについては、運動することそのものがインスリン抵抗性の改善に役立つのでその効果は確実です。

インスリン抵抗性やレプチン抵抗性は食欲が暴走する一因となっていますから、運動はお菓子中毒の改善にとても役立ちます。

そのうえ、インスリンの働きを高め、血圧を低下させ、動脈硬化を抑制するアディポネクチンの分泌が正常になるというメリットもあり、いいことずくめです。

コンビニでの買い物を減らす

目的もなく立ち寄らない

仕事帰りになんとなくコンビニエンスストアに立ち寄っていませんか。

24時間営業していて品揃えが豊富なコンビニエンスストアは、帰宅が遅いサラリーマンにとっては強い味方になります。

ただ、夜遅くに炭水化物たっぷりの弁当を購入しているのであれば、まずはそれをやめましょう。深夜の食事が食欲の暴走を招きます。

ましてや、特別必要なものもないのに、なんとなくふらっと立ち寄ってお菓子を買ってしまうのは厳禁です。

深夜に砂糖や油入りの弁当やお菓子を食べるのは肥満のもと。肥満は食欲を暴走させる大きな要因になります。特に深夜のお菓子はやめましょう。

食事のタイミングに気をつける

遅くまで働き、深夜にコンビニエンスストアの弁当を買って、食べたらすぐ寝る生活をしていませんか。深夜に食事を摂り、それを消費する前に寝てしまうと、余った栄養は脂肪組織や肝臓にため込まれ、インスリン抵抗性がますますひどくなります。

インスリン抵抗性の改善には、深夜の食事とそれによる肥満という悪循環を断ち切る必要があります。それには、食事時間を調整しましょう。

まず、夕食は就寝時間よりも4時間以上前に食べ終わるようにします。例えば、深夜12時に寝るのであれば、夜8時までに夕食を食べます。もし、仕事で遅くなるのであれば、先に夕食を食べて残業するようにしましょう。

この場合、帰宅してから小腹が減ったのを理由にごはんやめん類など炭水化物を摂らないようにしてください。せっかく夕食を早くすませても、夜食を食べてしまっては意味がありません。**おなかが減って眠れない場合は、スティック野菜やスープ、温野菜などを食べるようにしましょう。**

糖質を減らして積極的に野菜を

お菓子以外の糖質もチェックを！

ごはん、肉や魚のおかず、野菜のおかずなど、バランスのとれた食事を摂っていればいいのですが、もしあなたの食事が牛丼、カツ丼、天丼、ラーメン、パスタ、パンなどですませているようなら、インスリン抵抗性に陥っている危険性があります。

これらはお菓子ではないのですが、ごはんやめん類、パンなど糖質の多い食事は血糖値を上げます。こうした食事を続けていると、インスリンが過剰に分泌され続けることになります。インスリン抵抗性は甘いお菓子が原因といわれがちですが、毎回の食事で摂っている糖質が原因のケースも少なくありません。

インスリン抵抗性が生じると、レプチン抵抗性も起こります。結果、食欲がうまくコントロールできなくなり、過食を招くことになります。

逆に、インスリンの分泌が減るとレプチンの感受性が高まり、食欲が正常にコントロールできるようになります。脂肪細胞に蓄積されるブドウ糖が減って、筋肉などで消費されるようになってやせやすくなります。

インスリンの分泌を抑えるもっとも効率的な方法は、血糖値を上げる糖質の摂取を減らすことです。お菓子はもちろんですが、ごはんやめん、パンなど糖質を多く含む主食の量を減らしましょう。

食物繊維がインスリンを抑える

そして、もうひとつインスリンの節約に役立つのが食物繊維の摂取です。ごはんやめん、パンなどを食べる前に食物繊維を摂ることで、血糖値の上昇がゆるやかになり、インスリンの過剰な分泌を抑えることがわかっています。

食物繊維は加工食品ではなく、野菜や果物など自然の食べ物から摂りましょう。じゃがいも、かぼちゃ、さといも、さつまいもなどは糖質を多く含むので、主食と同じ扱いになります。**葉野菜やブロッコリー、トマトなど緑黄色野菜がおすすめです。**

小腹が減ったときにはナッツ！

メタボにも効くヘルシーなおやつ

小腹が減ったときに私がつまむのはナッツです。ナッツは脂質が多いので太るからと避ける人もいますが、**メタボリックシンドロームや肥満のリスクを下げる効果があることがわかっています。**

オーストラリアとアメリカの大学の共同研究で、間食にアーモンドを食べると血糖値の上昇がゆるやかになることが明らかになりました。この研究では、43gのアーモンドを午前と午後におやつとして食べたグループと、食べていないグループを比較しています。すると、アーモンドを食べたグループは食べていないグループに比べて、血糖値が顕著に下がっていました。

さらに、アーモンドを食べることで空腹感が抑えられ、ふだんよりも食べる量が減ることもわかっています。

ほかの研究では、ナッツを食べる人はほとんど食べない人に比べて、メタボリックシンドロームのリスクが明らかに低いことを示す研究報告もあります。

こうした複数の研究報告から、アーモンドをはじめ、ナッツには食欲を抑制する効果が高いと考えられているのです。

ナッツには代謝を促すビタミンB群やビタミンEが豊富です。新陳代謝を活発にしてくれるのでやせやすくなるのでしょう。

また、噛みごたえがあるナッツは満腹感が得やすいというメリットがあります。噛むこと（咀嚼《そしゃく》）は、満腹中枢を刺激して食欲を抑える効果があるからです。

ケーキやドーナツ、シュークリーム、ゼリー、ジュースなどはやわらかくて噛みごたえがありません。やわらかいものを食べていると咀嚼回数が少なく、ついつい食べ過ぎてしまいます。ナッツのように噛みごたえのあるものは、満腹感を得やすく食べ過ぎる心配がありません。

ナッツの健康的な食べ方

栄養がぎゅっと詰まって、あらゆる不調に効果が！

アーモンド、くるみ、マカダミアナッツ、ヘーゼルナッツ、カシューナッツ、ピスタチオなど木になるものがおすすめです。**これらは植物の種、動物でいえば卵です。次の世代につなぐための栄養成分、タンパク質、ビタミン、ミネラル、食物繊維、ポリフェノール、オメガ3系脂肪酸がぎっしり詰まっています。**

なかでもアーモンドは栄養バランスにすぐれ、抗酸化作用が非常に強く動脈硬化予防に役立つビタミンEや食物繊維が豊富です。

また、脳の老化予防に役立つブレインフードとして知られるのがくるみです。ビタミン、ミネラルが豊富なのはもちろんですが、炎症を抑制するオメガ3系脂肪酸も豊富。質のよい睡眠をもたらすトリプトファンも含まれています。

さらに、イライラや怒りっぽくなったときにはヘーゼルナッツがおすすめです。神経伝達をスムーズにするカルシウム不足の解消に役立ちますし、神経の興奮を抑えるビタミンB_1が豊富です。

健康効果を高める食べ方

いくら健康にいいナッツとはいえ、食べ過ぎないようにしましょう。1日に食べる量の目安やいつ食べればいいのか、基本的な食べ方を知っておきましょう。

●1日50g。両手に載る程度
●しっかり噛んで食べよう。ひと口15回以上を目安に
●無添加でローストされているものを選ぶ
●余裕があれば、生のナッツを購入して自分でローストする（フライパンでから炒り・オーブントースターで焼く）
●10時と15時に分けて、1日に2回食べるとよい

カカオ濃度が高いチョコレートもおすすめ

ポリフェノールたっぷりのチョコレート

もうひとつ、私がおやつに食べているのがカカオ濃度の高いチョコレートです。

砂糖がたっぷり入った甘いチョコレートは中毒をもたらしますが、入っている砂糖が少なければヘルシーなおやつになります。

チョコレートの原料はカカオ豆というカカオの実の種です。アーモンドをつぶしたような形をしています。

カカオ豆から外皮を取り除き、砕《くだ》いてすりつぶしたカカオマスに砂糖や乳製品、香料などを配合するとチョコレートができあがります。チョコレートのパッケージの原料をチェックしてみて、砂糖が最初に記載されている場合は、カカオよりも砂糖のほうが多い、中毒性の高いチョコレートです。

砂糖よりもカカオのほうが先に記載されていて、使用されている甘味料がラカンカやエリスリトールであれば中毒性はそれほど高くないと考えていいでしょう。

カカオ濃度が70%以上のチョコレートがよい

血糖値が上がりにくい甘味料を使っているとはいえ、やはり甘いチョコレートをたくさん食べるのはあまりおすすめできません。

私がいつも食べているのは、カカオ濃度が70%以上のチョコレートです。カカオそのものの風味が残っているので苦みがあるビターチョコレートですが、おやつとして食べるぶんにはちょうどいいです。

さらに、私は食事の20分前に、ゆっくりと味わって食べています。この食べ方をすることで満腹中枢が刺激され、食事で食べ過ぎるのを防ぐことができます。

最近はコンビニエンスストアなどでもカカオ濃度70%以上のチョコレートを扱っていて入手しやすくなりました。甘いお菓子ではありませんが、カカオそのものの風味を楽しみましょう。

チョコレートは健康長寿に役立つ

世界一の長寿者はチョコレート好き

現在、世界でもっとも長生きしたとギネスに認定されているのは、1997年に122歳で亡くなったジャンヌ・カルマンさんです。ジャンヌ・カルマンさんは肉とチョコレート、赤ワインを好んで口にしていました。1週間に2ポンド（約900g）のチョコレートを食べていたそうですから、かなりのチョコレート好きです。

実は、チョコレートは長寿遺伝子のスイッチをオンにする、レスベラトロールというポリフェノールが含まれています。レスベラトロールは赤ワインが有名ですが、チョコレートも負けてはいません。100mlの赤ワインに含まれるポリフェノールは0・3g程度なのですが、100gのチョコレートには0・8gも含まれています。

チョコレートはワインの3倍近いポリフェノールを含む抗酸化食材なのです。

徳島大学食品機能学の研究チームによると、成人男性を対象に100gのチョコレートを食べてもらったところ、カカオに含まれるポリフェノールの一種「エピカテキン」の約30%が体内に吸収されることが確認されています。赤ワインなどでは10%程度しか吸収されないそうなので、吸収率の高さがわかります。

マウスの実験でアルツハイマー病の予防効果が確認

実は、ココアにはプロシアニジンという、アルツハイマー病の予防に効果がある強力な抗酸化作用のあるポリフェノールが含まれています。

アメリカのマウントサイナイアイカーン医科大学医学部のジュリオ・マリア・パシネッティ教授らの研究では、マウスの実験でシナプスの機能障害が緩和されることがわかりました。マウスの脳をスライスした標本にココアパウダーを添加したところ、シナプスの障害が緩和したそうです。

また、試験管の実験ではココアパウダーが、認知症の発症に関わるアミロイドβの異常な蓄積を抑制する効果も認められたそうです。

市販のお菓子にもヘルシーなものが！

どうしてもお菓子が食べたくなったときは

砂糖や果糖、人工甘味料、小麦、食塩、油などを使った超加工食品は中毒のリスクが高いことだけでなく、乳化剤、膨張剤、防腐剤など、さまざまな食品添加物が使用されているので、安心な食べ物ではありません。

これまで、健康のためには市販のお菓子はできるだけ避けたほうがいいと思っていましたが、最近、野菜や果物の搾《しぼ》りカスを使ってヘルシーな焼き菓子をつくる方法が開発されて話題を呼んでいます。

ワシントン大学食品科学のギリッシュ・ガニヤル博士らの研究チームは、コーンスターチににんじんの搾りカスを加えることで、スナック食品を膨張させる効果があることを明らかにしました。コーンスターチ１００ｇに対して５％（５ｇ）のにんじんの搾りカスを加えると膨張率が最大で見た目もよかったそうです。味や食感にも影響を与えず、食物繊維や野菜の栄養素が追加されるため、より健康的な食品になるとガニヤル博士は主張しています。

この研究ではコーンスターチを使っているので、遺伝子組み換え作物の心配もありヘルシーなお菓子とまではいえません。**ただ、健康的なお菓子を開発しようと企業や研究者が努力している姿勢は評価できます。今後、そうした動きがもっと広がり、健康的なお菓子が増えることを願っています。**

コンビニエンスストアでも手に入るヘルシーなお菓子

和三盆を使った上生菓子や、質のよい生クリームやバターを使ったパティシエがつくるスイーツなどはおいしいですし、中毒になる心配もありません。ただ、ふだんから気軽に食べられるお菓子ではないという面があります。

そこで、コンビニエンスストアなどで手に入るヘルシーなお菓子をいくつか紹介しましょう。ぜひ参考にしてください。

●**ミックスナッツ**

アーモンドやくるみ、カシューナッツなどがミックスされているものはヘルシーなおやつの代表。ただし、砂糖や塩が添加されているものは中毒性が高くなるので避けること。**無添加でローストされているものを選ぼう。**

●**高カカオ濃度のチョコレート**

カカオ濃度70%以上を選ぶこと。甘みが欲しい場合は、ラカンカやエリスリトールを使ったものだと、血糖値が上がりにくく、インスリンの過剰分泌の心配がない。

●**大豆粉を使ったクッキーやドーナツ**

糖質制限、グルテンフリーが注目されている現在、大豆粉やきな粉などを使ったお菓子が登場している。大豆粉はタンパク質が豊富で糖質が少なめ。糖質オフ、グルテンフリーなどを謳ったお菓子には、大豆粉を使ったものも多い。ただし、食品添加物がたくさん使われているものはお菓子中毒以外のリスクがあるので、**原材料をチェッ**

クして食品添加物があまり入っていないものを選ぼう。

●ラカンカやエリスリトールを使っているお菓子

どちらも天然由来の、砂糖よりも甘みが強い甘味料。血糖値を上げにくく、インスリンの過剰な分泌を抑えられる。糖質オフのお菓子や飲み物に使われている。**どうしても甘いものが欲しくなったときには、これらを使っているものを選ぼう。**

●果物入りの寒天

寒天は食物繊維が豊富。砂糖少なめならヘルシーなおやつに。果糖ブドウ糖液糖、人工甘味料を使っていないものがよい。**果物の甘みを利用したものがおすすめ。**

●チーズ／ヨーグルト

小腹が減ったときにはチーズをつまんでもよい。ヨーグルトは砂糖が入っていない**プレーンヨーグルトを食べよう。きな粉やはちみつをかけてもＯＫ。**

おなかが減ったら散歩しよう

おなかが減ったときこそ運動しよう

おなかが減ったときには何か食べたくなりますが、お菓子中毒から確実に抜け出したいのであれば、ここで運動をすすめます。これは、空腹時に体を動かすと、ブドウ糖に代わるエネルギー源であるケトン体がつくられやすいからです。

ケトン体は体内に蓄積されている脂肪や、MCTオイルやココナッツオイルに含まれる中鎖脂肪酸を摂ったときに、肝臓で合成される物質です。近年、ココナッツオイルを用いた健康法が注目されるのは、このケトン体の健康効果を得るためです。

通常、私たちはごはんやめん類、パン、いも類などに多く含まれている糖質（ブドウ糖）をエネルギー源にして活動していますが、**糖質の摂取量を減らしたときに、代わりとなるエネルギーを求めて、肝臓で脂肪が分解されてケトン体が合成されます。**

これまでは、脳はブドウ糖しかエネルギー源として使えないと認識されてきたのですが、ケトン体も脳や筋肉でエネルギー源として利用できることがわかり、一躍脚光を浴びるようになりました。その理由は、現代社会では糖質の過剰摂取による生活習慣病や認知機能の低下が爆発的に増えているからです。

お菓子中毒の要因のひとつであるインスリン抵抗性も、糖質の過剰摂取が原因なので、現代人がいかに糖質を摂り過ぎているかがわかります。

食欲のリセットを助けるケトン体

一般には、MCTオイルやココナッツオイルを摂ることで、体内でのケトン体の合成が促されるといわれていますが、それらを摂らなくても体内に脂肪をため込んでいる人は、自前の脂肪からケトン体が合成されます。

しかも、ため込んだ脂肪がエネルギー源として使われるので、ケトン体が合成されるほど体内の脂肪が減っていきます。近年、糖質制限ダイエットが人気なのは、糖質を制限することでケトン体が合成され、体重が確実に減るからです。

糖質を制限しているので、インスリン抵抗性が劇的に改善します。血糖値が乱高下することもありませんし、インスリン抵抗性による食欲の暴走もなくなります。**ケトン体がうまく合成できるようになると、食欲に振り回されることがなくなるのです。**

糖質を制限していても血糖値が下がりすぎることはありませんし、ケトン体が合成されていればエネルギー不足に陥ることもありません。さらに、ケトン体そのものに抗酸化作用や抗炎症作用があるため、ケトン体の合成を促すことは健康長寿に役立つことがわかってきました。

何より、「第3の糖尿病」と呼ばれる認知症の予防にいいことが明らかになっています。アメリカの最新の認知症治療では、12時間以上の絶食期間を設けてケトン体の合成を促すことをすすめているほどです。

ほかにも、ガンの予防や治療にも効果があるという研究報告があがっています。

ケトン体も使えるハイブリッドタイプになろう

生活習慣病、認知症、ガンの予防に役立つケトン体ではありますが、ごはんやめん類、パン、いも類など糖質の多い食事を摂っていると、なかなか合成されません。米を主食にしている日本人は、意識して糖質を制限しないと、体内でケトン体を合成するのは難しいでしょう。

とはいえ、健康長寿のためにはケトン体を合成しやすい体のほうがいいに決まっています。おなかが減ったときは、血糖値が下がっているのでケトン体の合成を促すチャンスです。お菓子に手を伸ばすのではなく、思い切って体を動かしましょう。

散歩でもいいですし、スクワットなどその場でできる有酸素運動でもＯＫです。空腹時に体を動かせば、ケトン体の合成スイッチが入って、しばらくすれば血液中のケトン体が増えます。そうなれば空腹感もなくなるはずです。

ケトン体はごはんなどを食べて血糖値が上昇すると、合成がストップしてすぐに血中濃度も下がってしまいます。ブドウ糖とケトン体の両方を使えるハイブリッドタイプになるためにも、「おなかが空いたら、お菓子ではなく運動」を意識してみましょう。

そうすれば、食欲の暴走に悩まされたり、お菓子を食べ過ぎたりすることがなくなるでしょう。

COLUMN

お菓子メーカーのワナに陥ることなかれ

実は、中毒性の高いお菓子が世に蔓延しているのは、お菓子メーカーからすると都合がいいのです。

メーカー側としては、中毒性の高いものを提供するほど、リピーターになってくれる「ファン」が増えるわけですから理想的なビジネスモデルといえます。

実際、新製品を開発する際には「いかにしてリピーターを増やすか」を目標にしているメーカーがほとんどでしょう。

もちろん、最初から中毒性の高いお菓子を提供しようと思っているわけではなく、顧客に「もっと食べたい」と思ってもらうためにはどうすればいいのか、を追求した結果、中毒性の高い超加工食品ができただけなのでしょう。

とはいえ、コンビニエンスストアやスーパーマーケットに並んでいる商品のほとんどが超加工食品ばかりになっている現状を見ると、一生ものの中毒をもたらすような、中毒性の高い商品を開発して、それをすすめて中毒患者を増やしているのではないか、そんなうがったことを考えてしまいます。

毎年、春夏秋冬には、それぞれのシーズンにあった新商品が開発・販売されています。魅力的な宣伝文句が並びますが、企業のビジネス戦略に乗っかってお菓子中毒に陥るのは危険だと私は思います。

第3部

「お菓子中毒」を抜け出すとこんないいことが！

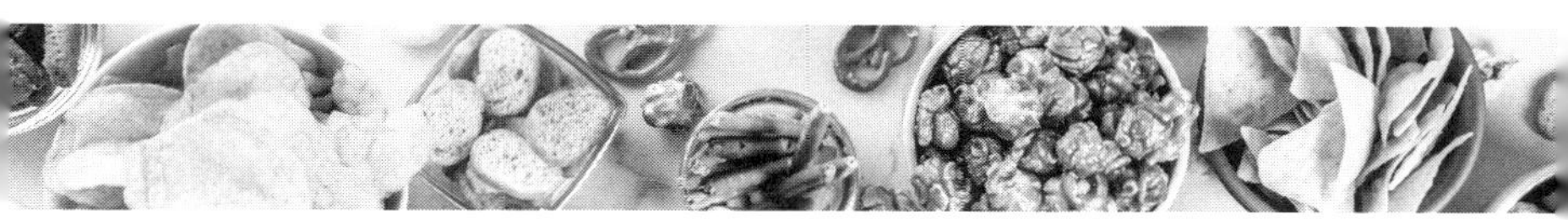

❶脳が活性化→認知症予防効果も大！

認知症の要因となる「糖毒」が避けられる

お菓子の大半は甘く、血糖値を急上昇させるのは既述の通り。お菓子中毒から抜け出すことができれば、それによるダメージを避けることができます。

また、高血糖の弊害は、糖尿病はもちろんですが、将来の認知症のリスクや老化を早めることでもあります。特に、認知症の予防効果は非常に大きいといえるでしょう。

最近は、認知症の要因のひとつに「糖毒」が挙がるようになりました。糖毒とは高血糖が原因でインスリンの分泌が低下したり、インスリン抵抗性が上昇したりして、高血糖がさらに悪化する状態のことです。

血糖値が高い状態が続くと、体内で糖とタンパクや脂質が結びつく「糖化」が生じやすくなります。「糖化」によってできる「ＡＧＥｓ」は、第１部の犯人篇でもお伝えした通り、細胞の老化を促進します。

ＡＧＥｓが過剰になると肌の老化が促進して、シミやくすみが生じやすく、肌の透明感が失われるため、見た目も老けてしまいます。

さらに、認知症の大半を占めるアルツハイマー病の患者さんの脳には、健康な人よりもＡＧＥｓが多いという研究報告もあります。

血糖値が上がらなければＡＧＥｓの量も減る

ＡＧＥｓができやすいのは食後1時間。つまり、血糖値が上がる時間帯です。食後に血糖値が上がるのは、生きるためのエネルギーを得ることを考えると、ある程度はやむを得ないことですが、食事以外で血糖値が上がる時間はできるだけ減らしたほうがいいに決まっています。

甘いお菓子を食べるから血糖値は急上昇するのであって、お菓子をやめれば血糖値が上がりません。**お菓子中毒から抜け出せば、自然とＡＧＥｓによる老化や病気のリスクが減ることになります。**

❷生活習慣病を予防→寿命が延びる

血液中の血糖値、血圧、脂質が改善する

お菓子には糖質、脂質、塩分が含まれています。糖質や脂質を過剰に摂ると肥満して血糖値や中性脂肪、血圧の数値が高くなります。塩分の過剰摂取は血圧を上昇させますし、お菓子を食べ続ければ、生活習慣病へまっしぐらに進むことになります。

そもそも、生活習慣病はその名の通り「生活習慣」が要因で発症する慢性病の総称です。そして、生活習慣のなかでも「食生活」が大きな要因となっています。私たちの体は、毎日食べたものからつくられますから、当然のことではありますが。

お菓子中毒に陥ってひたすら食べ続けていたら、血液状態は悪くなる一方で血管の老化が進みます。**「ヒトは血管とともに老いる」という有名な言葉がありますが、お菓子を食べ続けることは、血管の老化を早め、寿命をどんどん短くすることになりま**

す。逆のいい方をすれば、お菓子をやめれば血液状態が改善しますし、病気や老化の心配も大きく減るのです。

超加工食品はできるだけ避けよう

お菓子に限らず、菓子パンやカップラーメンをはじめとした超加工食品は、健康のことを考えると、できるだけ食べないほうがいいというのが私の考えです。

超加工食品かどうかは、原材料をチェックすることである程度はわかります。私の判断基準は、原料に自然なものが使われているかどうかです。**「植物油脂、果糖ブドウ糖液糖、人工甘味料、脱脂粉乳、乳化剤、香料、カラメル色素、酸化防止剤」といった、人工的な添加物がたくさん使われているものは「超加工食品」です。**

反対に、例えばチョコレートでも「カカオマス、カカオバター、アーモンド、生クリーム、バニラ」など自然由来のものであれば許容範囲です。

お菓子だけでなく、加工された食品を購入するときには、原料をチェックする習慣をつけましょう。

❸確実な「ダイエット効果」

お菓子が「過食」を招き、体重を増やす

体重が増えたからと食事の量を減らしているのに、「やせない」と悩む方はたくさんいます。詳しく話を聞いてみると、食事を減らした代わりにお菓子を食べているケースが少なからずあります。なかには、お菓子を食べたいがために、まともな食事を摂っていない例もありました。

お菓子に限ったことではありませんが、超加工食品をふだんから食べていると肥満しやすくなります。**これは、精製度の高いものが体内で吸収されやすいことや、食欲のメカニズムを乱して過食を招くからでしょう。**

大事なことなので繰り返しお伝えしますが、肥満すると、インスリンやコルチゾール、レプチンなど体内のホルモンのバランスが崩れます。すると、さらに食欲がコン

トロールできなくなって、もっと食べたくなってしまうのです。

お菓子が肥満をもたらし、肥満がさらなる中毒をもたらす悪循環です。

お菓子をすっぱりやめれば肥満も解消

第2部で中毒から抜け出す一番の近道は「すっぱり絶つこと」といいました。お菓子を食べることをやめれば、間違いなくやせます。食べなくても太るという人がいますが、食事以外のお菓子をカウントしていないケースがあります。

お菓子はなんとなく、つい、そこにあるから口にしてしまうことが多いので、「食べた記憶」が残りにくいのです。これも中毒のおそろしいところです。

食べたいと思って食べているのではなく、お菓子を食べることが習慣になっているのでしょう。習慣だから、記憶に残っていないのです。

習慣のように食べていたお菓子をやめれば、ほかに何もしなくても体重は自然と減っていくでしょう。実は、ホルモンバランスを乱す内臓脂肪は食生活を変えるとすぐに落ちます。抜群のダイエット効果があります。

❹イライラ&不安感にサヨナラ

イライラや不安感は禁断症状です

よく、お菓子を食べるとイライラや不安感がおさまるからやめられません、という人がいます。実は、このセリフこそお菓子中毒に陥っている証拠です。

これはお菓子を食べるからおさまっているのではありません。イライラや不安感はお菓子を食べないことによる禁断症状なのです。中毒に陥っているから、定期的にお菓子を食べないと満足できない状態になっているのです。

このメカニズムを、わかりやすくコーヒーで説明しましょう。

コーヒーに含まれているカフェインには、交感神経を刺激して集中力を高める作用があります。仕事の合間にコーヒーを飲むとリフレッシュできるのは、このカフェインの作用によります。

ところが、カフェインの摂取量が増えるほど、覚醒《かくせい》作用の効きが悪くなります。すると、同じような効果を求めようとして、コーヒーを飲む回数が増え、カフェインの摂取量がどんどん増えます。

こうなると、コーヒーを飲まないと（カフェインを摂らないと）落ち着かなくなってしまいます。常時、カフェインを摂取していないと、それが体内からなくなった（血液中の濃度が薄くなった）ときに、イライラしたり、不安感を覚えたり、集中力が低下してしまったりするのです。

お菓子も同じで、気分転換のために食べていたはずが、それがずっと続いて中毒に陥ると、食べないことでイライラしたり、不安になったりします。

だまされたと思ってまずは1週間、お菓子断ちをしてみてください。最初の数日はお菓子が食べられなくてイライラするかもしれませんが、しばらくすると落ち着いてくるはずです。最初はつらいかもしれませんが、そこはぐっとがまんしてください。そうすれば、中毒によるイライラや不安感、食べたいという欲求に悩まされることが減ります。

❺味覚マヒが改善→「おいしさ」にも敏感に

精製度が高いものは刺激も大きい

砂糖も塩も精製度が高くなるほど、甘みが強くなりますし、塩気も強くなり、味覚がマヒしてしまいます。

強烈な刺激を受けると、それより弱い刺激に満足できなくなります。味覚も同じでふだんから甘みや塩気の強い超加工食品を食べていると、自然由来の甘みや塩気では薄味で物足りなく感じてしまいます。

ふだんから外食が多く、ラーメンや牛丼、カツ丼を食べていると、だしを効かせたみそ汁や煮物の味が感じられなくなります。

私の書籍で紹介しているレシピは、基本的に薄味でだしを効かせ、素材の味を生かしているものばかりです。撮影に同席して試食することもあるのですが、ふだんから薄味を心がけている私にはちょうどいい、おいしい味付けです。撮影スタッフと一緒にいただくことがありますが、そのままでおいしいという人がほとんどですが、なかには「味が薄い」と調味料を追加している人もいます。これは、ふだんの食生活が関係しているのでしょう。

ふだんから自炊して薄味になれていれば、薄味でもおいしいと感じますが、外食やコンビニエンスストアの弁当や惣菜、それこそジャンクフードを食べていると、強い刺激に慣れてしまって、繊細な素材そのものの味がわからなくなっているのです。

食べるものを変えれば自然と味覚も変わります。砂糖や塩がたっぷりのお菓子をやめれば、マヒしていた味覚が正常に戻ります。素材そのもののおいしさがわかるようになるでしょう。

ただし、お菓子をやめても、外食や惣菜ばかり食べていては、味覚はマヒしたままです。お菓子だけでなく、食生活全般の見直しが必要です。

難しいかもしれませんが、まずはお菓子をやめることから始めましょう。それだけでもあなたの舌が変わるきっかけになります。

❻グルテン由来の不調が消える！

「病気ではないけど、なんとなくだるい」が改善！

もしあなたが、ふだんから下痢や便秘に悩まされている、おなかが急に痛くなる、以前に比べて疲れやすくなった、頭痛やめまいがひどくなった、じんましんが出る、気分が落ち込みやすいなど、**病気ではないけれど、何かしらの不調に悩まされているなら、お菓子や小麦製品をやめることで治る可能性があります。**

貧血、むくみ、関節の痛みなども改善することがあります。

実は、これらの症状のなかにはグルテンが原因で起こっているケースが少なからずあります。グルテンが原因かどうかを判断するには、グルテンを食べないで体調の変化をチェックしましょう。

もし、小麦製品を食べるのをやめてこれらの症状がおさまるなら、あなたはグルテン過敏症です。お菓子以外でも小麦を含む食品をできるだけ避けることで症状が落ち着きます。

もしグルテン過敏症でなくても、人工甘味料が入っているお菓子が原因で腸内環境が悪化して、それによって不調が起こっているケースもあります。白砂糖や果糖、塩も過度に摂ると腸内環境を悪化させる要因となるので、お菓子の食べ過ぎは腸内環境の悪化を招くと考えていいでしょう。

腸内環境があなたの健康を左右する

最近の研究で、腸内環境が全身に影響を与えることがわかってきました。腸内細菌のバランスで太りやすさが異なりますし、腸脳相関という腸と脳が密接に影響し合っていて、腸内環境が悪化すると不安感が増すという説もあります。

最近では「健康長寿は腸から始まる」といわれるほどで、いかにして腸内環境をよく保つかが注目されています。腸にいい乳酸菌を摂るのもいいですが、お菓子をやめることも腸内環境の改善に大いに役立ちます。

❼体が自然な状態に戻る

異常な食欲がなくなり、心身ともに健康に

お菓子中毒に陥ると、食欲が暴走して、食べ続けないと満足できなくなります。20～30代の若い頃はいいかもしれませんが、40～50代になると血糖値や血圧、脂質の数値が異常になり、生活習慣病を発症して脳卒中や心筋梗塞のリスクが高まります。そこを無事にクリアできたとしても、70～80代になる頃には認知症という深刻な病が控えています。

日本人は世界でも長寿の人が多く、超高齢社会を迎えています。とはいえ、長生きにはいろいろあります。認知症を患《わずら》って寝たきりで90歳まで生きるよりも、自分の足で興味のあるところに出かけたり、友人や家族に会ったり、自分の口で好きなものを食べたりしたほうがいいに決まっています。

70歳、80歳のあなたの体はそれまで何十年と食べ続けたものでつくられています。いい食べ物を食べていれば元気な体になりますが、不自然な食べ物（超加工食品）を食べていると、ジワジワとそのダメージが蓄積していきます。

マイルドドラッグが恐いのは、ダメージがすぐには現われないことです。気がついたときには生活習慣病に陥り、脳や臓器がボロボロになっていた、ということもあります。そうならないためにも、お菓子中毒からの脱却を目指しましょう。

もちろん、お菓子をまったく食べてはいけないということではありません。あくまでも超加工食品の食べ過ぎが問題なのです。

私も、診察や取材、執筆の合間にナッツやチョコレートなどをつまみます。ヘルシーなおやつを食べるのはまったく問題ありません。チョコレートやナッツは認知症予防にも役立つのですから、健康にいいおやつは食べたほうがいいと私は思います。もちろん、量や質に配慮することが重要ですが。

お菓子を食べたくなったら、質のいいものを、少しだけ楽しみましょう。

おわりに——あなたも今日から「脱・超加工お菓子生活」を！

ヒトは発酵食品、塩漬け、燻製《くんせい》、乾燥など、食品を加工して保存食をつくってきました。縄文時代には木の実を加工する技術があったそうですから、飢餓に備えて食品を保存するために、人類は工夫をこらしてきたのでしょう。

こうした加工はシンプルで、自然なものばかりです。こうしてつくられる加工食品は体に害を与えません。発酵食品などはむしろ健康に役立ちます。

ところが、ある時期から高度に加工された食品が急増しました。私は、その境は１９７０年だと感じています。１９７１年にはマクドナルドが銀座に第一号店を出店しましたし、カップヌードルもこの年に登場しました。スーパーマーケットの登場、普及もちょうど同じ頃です。

大量生産、薄利多売が求められるようになり、保存性が高く、コストが抑えられる加工食品が次々と開発されました。安価で保存が効き、調理をしなくても食べられる加工食品の便利さは、大衆に受け入れられ、どんどん消費が拡大していったのです。たしかに、加工食品の登場で私たちの食生活は豊かになりました。ただ、その一方で高度に精製された食品による弊害が、ジワジワと忍び寄っていたのです。

生活習慣病の増加は間違いなく食生活の変化が大きな要因を占めていますし、認知症にも食事が関わっています。加工された不自然な食べ物が増えたことで、こうした病気のリスクが上がりました。

超加工食品のなかでもお菓子は、マイルドドラッグである白砂糖や果糖、人工甘味料、小麦、食塩、油がたっぷりと使われた危険な食べ物です。健康のことを考えるなら、できるだけ食べないほうがいいと私は思っています。どうしてもやめられないのであれば、せめて量を減らして欲しい、そう願ってやみません。

本書がお菓子中毒の危険性について知っていただくきっかけになれば幸いです。

2019年1月吉日

お茶の水健康長寿クリニック院長　白澤卓二

「お菓子《かし》中毒《ちゆうどく》」を抜《ぬ》け出《だ》す方法《ほうほう》
—あの超《ちよう》加《か》工《こう》食《しよく》品《ひん》があなたを蝕《むしば》む

平成31年2月10日　初版第1刷発行
平成31年3月15日　　　第2刷発行

著　者　白《しら》澤《さわ》卓《たく》二《じ》

発行者　辻　浩明

発行所　祥《しよう》伝《でん》社《しや》

〒101-8701
東京都千代田区神田神保町3-3
☎03(3265)2081(販売部)
☎03(3265)1084(編集部)
☎03(3265)3622(業務部)

印　刷　堀内印刷

製　本　積信堂

ISBN978-4-396-61676-2 C0047

Printed in Japan

祥伝社のホームページ・http://www.shodensha.co.jp/

好評既刊

医学常識はウソだらけ 図解版
——分子生物学が明かす「生命の法則」

累計22万部の大人気シリーズ。81歳で起業、92歳で毎日腕立て伏せ50回、95歳でスキーを楽しんだ著者が伝える、分子生物学に基づいて「元気で長生き」する方法

三石巌

医師が教える 疲れが抜けない人の食事法
——予約の取れない「副腎疲労外来」で実践していること

疲れが抜けないのは、「やってはいけない」食事だからです。アメリカではすでに常識。食事と栄養の最新知識！

本間良子
本間龍介

ニュースで学ぶ！ 最新 病気の常識

乳がん、脳卒中、心筋梗塞、有名人が患ったあの病気、どうすれば正解だったのか？
三大生活習慣病から糖尿病、風邪まで、現役の名医が教える予防法と治療法

池谷敏郎